图解口腔美学种植修复临床规范

口腔赝复体修复
治疗规范

主 编 熊 芳　总主编 于海洋

U0232424

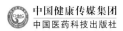

中国健康传媒集团

中国医药科技出版社

图书在版编目（CIP）数据

口腔赝复体修复治疗规范 / 熊芳主编 . — 北京：中国医药科技出版社，2023.3

（图解口腔美学种植修复临床规范）

ISBN 978-7-5214-3503-0

Ⅰ . ①口… Ⅱ . ①熊… Ⅲ . ①种植牙—口腔外科学—图解 Ⅳ . ① R782.12-64

中国版本图书馆 CIP 数据核字（2022）第 210596 号

美术编辑 陈君杞

版式设计 也 在

出版 **中国健康传媒集团** | 中国医药科技出版社

地址 北京市海淀区文慧园北路甲 22 号

邮编 100082

电话 发行：010-62227427 邮购：010-62236938

网址 www.cmstp.com

规格 787 × 1092 mm $^1/_{32}$

印张 3 $^3/_8$

字数 60 千字

版次 2023 年 3 月第 1 版

印次 2023 年 3 月第 1 次印刷

印刷 三河市万龙印装有限公司

经销 全国各地新华书店

书号 ISBN 978-7-5214-3503-0

定价 **49.00 元**

获取新书信息、投稿、为图书纠错，请扫码联系我们。

内容提要

　　本书是《图解口腔美学种植修复临床规范》之一，从临床操作规范的角度出发，通过大量的真实病例图片，记录了口腔赝复体的治疗顺序和技术要点，用于因肿瘤、外伤及先天性畸形等原因导致的颌骨缺损的修复，可以显著改善颌骨缺损造成的各种障碍，提高患者的生活质量。本书编者权威，图片精美，专业实用，携带方便，主要供全国各级医疗机构口腔医师、修复工艺技师、口腔护士，以及口腔专业研究生、进修生参考使用。

本书编委会

主　编　熊　芳

副主编　夏　辉

编　者（以姓氏笔画为序）

　　　　吴家林　吴楚桥　邹骁龙

　　　　夏　辉　熊　芳

丛书编委会

总 主 编 于海洋

编　　委（以姓氏笔画为序）

序

随着社会的进步和生活水平的持续提高，广大人民群众对美观和舒适度高的口腔美学种植修复的需求也不断提高。为了更好地服务人民的口腔健康，我们组织编写《图解口腔美学种植修复临床规范》口袋书，旨在帮助规范和提高基层口腔工作者的服务能力和水平。

作为口腔医学的热门领域，口腔美学种植修复新技术飞速发展。这也给医务工作者的临床工作提出了更高的要求。提高口腔医生整体素质，规范各级医疗机构医务人员执业行为已经成为业界和社会关注的热点。《图解口腔美学种植修复临床规范》口袋书的编写与出版旨在对口腔医生、修复工艺技师、口腔护士的医疗行为、制作设计、护理技术提出具体要求，在现有专业共识性认知的基础上，使日常口腔美学种植修复流程做到科学化、规范化、标准化。

本丛书为小分册、小部头，方便携带，易于查询；内容丰富，基本涵盖了口腔美学种植修复中的临床基本治疗规范及临床新技术，从各辅助工具如口腔放大镜、

1

显微镜、口扫面扫、HE 架及各类种植修复常见设备，到各类临床技术如美学修复预告、比色、虚拟种植、骨增量技术，再到常见的瓷美学修复如瓷贴面、瓷嵌体、瓷全冠的临床修复技术。

本丛书主要由近年来崭露头角的中青年临床业务骨干完成，他们传承了严谨认真、追求卓越的精神，从临床实践出发，聚焦基层临床适宜技术的推广，以科学性、可及性、指导性为主旨，来规范口腔美学种植修复的主要诊疗工作，方便全国各级医疗机构的口腔医务人员在临床实践中参考应用。

因学识所限，本丛书难免存在疏漏之处，真诚希望广大读者提出宝贵意见和建议，以便今后进一步修订完善。

最后感谢国家口腔医学中心、四川大学华西口腔修复国家临床重点专科师生对本套丛书的大力支持！

于海洋

2023 年 1 月

前　言

　　口腔赝复体是一类特殊的修复体，用于因肿瘤、外伤及先天性畸形等原因导致的颌骨缺损的修复。颌骨缺损包括上颌骨缺损和下颌骨缺损，这些缺损会给患者造成容貌、发音、进食等多方面的困难，严重影响患者的正常生活与社会交往。良好的口腔赝复体修复，可以显著改善颌骨缺损造成的各种障碍，提高患者的生活质量。

　　相较于常规活动义齿，口腔赝复体的临床操作有一定难度，在修复设计、印模制取、制作工艺等各方面都有特殊要求。本书从临床操作的角度出发，通过大量的真实病例图片，记录了口腔赝复体的治疗顺序和技术要点。第一章是口腔赝复体的序列治疗，包括术前统筹与序列治疗顺序，分为上颌赝复体和下颌赝复体两部分。第二章至第五章是口腔赝复体的操作规范，包括上颌中空赝复体、腭护板、翼状导板、囊肿引流器。口腔赝复体的种类还有很多，为了突出重点，便于临床医生参考，本书中只包含了常用且临床技术有代表性和特殊性的几种。

由于水平所限，书中难免会有不足或疏漏之处，敬请广大读者和同道批评指正。

编　者
2023 年 1 月

目录

第一章

口腔赝复体修复的序列治疗

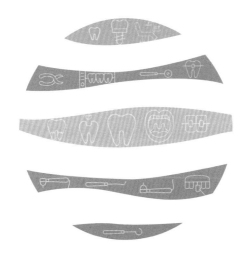

上颌骨缺损修复的术前统筹与序列治疗

上颌骨缺损后，会给患者带来进食、发音、容貌等多方面的问题，严重影响了患者的正常社会生活。对于上颌骨缺损的修复，一方面可以采用颌面外科和整形外科的方式，通过植骨、植皮和皮瓣转移进行修复。另一方面，有时候受限于解剖条件和患者自身因素，不能进行手术修复，必须采用人工材料的颌面赝复体进行修复。

采用赝复体修复上颌骨缺损，有以下几个作用：一是良好的口鼻腔封闭。通过赝复体分隔口腔和鼻腔后，患者能正常地吞咽食物，消除发音时明显的鼻音和共鸣音，恢复正常语音，对患者的生活质量有明显提高。婴幼儿的患者，封闭上腭缺损后，还可以恢复口腔的吮吸功能，方便喂养。二是赝复体要支撑面部塌陷的软组织。在上颌骨全切和次全切的患者，面部软组织凹陷，影响患者的容貌外观。设计合适的赝复体，对唇颊部的软组织有一定支撑作用，虽然难以达到与健侧完全对称，但也能有明显改观。三是赝复体要恢复牙列的完整

性。完整的牙列，可以避免对合牙齿的伸长，在咀嚼时可以限制食物的流动，有助于唇齿音的发音，改善患者的容貌外观。在上颌骨缺损较为局限时，赝复体能获得足够的支持力，也可以发挥一定的咀嚼作用。

导致上颌骨缺损的因素有先天性缺损（如唇腭裂），后天性缺损（外伤、肿瘤等）。其中肿瘤手术导致的缺损，如果在术前能进行修复医师与外科医师的会诊讨论，可以在外科手术时通过一些细节的处理，为后期的修复提供便利，有助于获得更理想的修复效果。

一、基于修复效果的术前统筹

1. 邻近缺损腔基牙的保护

在上颌骨缺损修复时，邻近缺损腔的牙齿，能对赝复体提供最直接的固位力，因而是非常重要的基牙。然而在临床上有时会发现，虽然患者没有牙周疾病，但是邻近缺损腔的牙齿会出现不同程度的松动。进一步检查可以发现，这些牙齿在近中邻面有不同程度的牙根暴露。究其原因，是在外科手术的过程中，颌骨切口的位置设计，过于靠近余留牙齿（图1-1）。因为牙齿近中邻面的牙槽骨厚度变薄，牙齿的牙周支持力下降。在赝复体修复后，受到赝复体重量和功能运动的影响，邻近缺损腔基牙也容易出现牙槽嵴吸收、牙根暴露，牙齿松动等问题。如果在术前通过修复医师与外科医师的沟通，采用改良切口设计，可以有效地保护紧邻缺损腔的牙齿

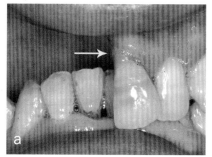

图1-1 不同的切口设计对邻近缺损腔基牙的影响

a.上颌骨切除时切口过于靠近21牙,患者术后半年时,21牙近中邻面牙根部分暴露,牙冠变色,牙髓已经坏死

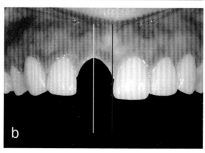

b.切口线示意图。红色切口线紧邻健侧中切牙,不利于基牙牙周健康。应当将患侧中切牙拔除后,在拔牙窝中份做切口线(绿色线),保存健侧中切牙近中牙槽骨的厚度

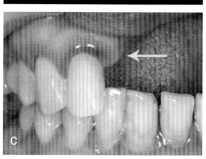

c.合理的切口设计,在12牙近中邻面有足够的牙槽骨厚度。患者术后5年,12牙未出现明显变化

及牙周支持力。改良切口设计操作并不复杂。在切割上颌骨之前,先拔除邻近切口线患侧的牙齿,然后在拔牙窝中份开始截断上颌骨,这样可以尽量保持邻近缺损腔健侧牙齿的牙周支持组织(图1-2)。

根据外科手术的范围不同，邻近缺损腔的牙齿可能是前牙、双尖牙或磨牙，以中切牙、侧切牙较为常见。中切牙和侧切牙均为单根牙，在用作赝复体的主要基牙时，牙周储备力不理想，最好能采用联冠的形式进行加强。这也是对基牙的一种保护。

图1-2 联冠保护基牙

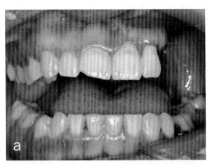

a.邻近缺损腔的为侧切牙，作为赝复体的主要基牙，其牙周储备力不理想

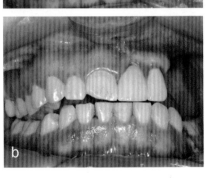

b.使用联冠修复21、22牙，增加赝复体基牙的牙周储备力，方便后期修复时在侧切牙上设计卡环

2. 软组织倒凹的准备

单侧上颌骨缺损，赝复体一般是利用健侧的余留牙设计卡环固位。由于基牙分布在牙弓的一侧，依靠单侧固位的赝复体容易出现松动，阻塞器部分脱离黏膜，影

响患者使用的同时，也会对基牙产生不良的侧向力。因此，在缺损腔一侧，需要利用软组织倒凹提供部分固位力。

缺损腔的软组织倒凹，可分为前方倒凹、后方倒凹、中线倒凹和颊侧倒凹，其中颊侧倒凹是赝复体修复时最主要利用的倒凹（图1-3）。前方倒凹位于上唇的上方，受解剖条件限制，通常比较狭长，且上唇有一定活动度，因此较少利用前方倒凹增加固位。后方倒凹位于软腭上方，在患者余留基牙位于牙弓前份时，利用后方倒凹可以帮助增强赝复体的固位。但是对于单侧上颌骨缺损的患者，后方倒凹的面积通常并不大，面积更大的颊侧倒凹是利用的重点。上颌骨切除后，通常会采用植皮来覆盖颊侧创面，在愈合的皮片与黏膜的结合处，由于皮片与组织的收缩，会形成一条坚韧的瘢痕条索，条索上方是较大的软组织倒凹区。赝复体的阻塞器部分，应适当进入颊侧倒凹，帮助赝复体固位和稳定，减小健侧基牙受到的侧向力。中线倒凹虽然面积也比较大，但不能用于固位，因为缺损腔的中线侧是鼻中隔或对侧的鼻甲组织，鼻甲黏膜非常脆弱易出血，赝复体在此处要与黏膜有足够的缓冲空间。

缺损腔的软组织倒凹，在赝复体修复时是有积极意义的。在手术之前，修复医师与外科医师进行充分的沟通，有助于外科手术时对软组织进行适当的处理。一些细节上的处理可能并不会增加手术的难度和时间，但是

对后期修复的效果却有完全不同的影响。

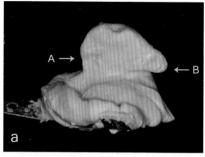

图1-3 单侧上颌骨缺损患者的印模与模型

a.印模侧面观；A.为前方倒凹，B为后方倒凹

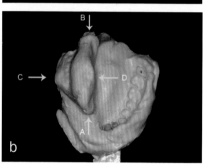

b.印模骀面观；C为颊侧倒凹，D为中线倒凹

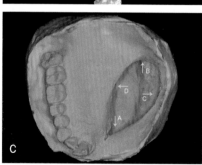

c.模型骀面观；前方倒凹A狭长而浅，不能利用。后方倒凹B虽然有足够深度，但面积较小。中线倒凹D靠近鼻甲，不能利用。颊侧倒凹C面积足够大，深度适宜，最适合用于赝复体的固位倒凹

3. 口腔余留牙的健康维护

上颌赝复体体积和重量大，基牙又通常位于牙弓一侧，基牙受到的负荷大，因而对基牙的健康有更高的要求。但临床中常常发现，赝复体患者的口腔卫生情况不良，龋病、牙周病高发。而手术后的患者，常常因为身体原因、心理因素、经济条件和时间限制等，无法再进行牙体和牙周治疗，这就给赝复体修复的效果带来了不良影响。因此，在术前统筹中，要对患者进行口腔检查并制定治疗方案，同时进行卫生宣教。

在口腔检查中，除了按照诊疗常规为患者制定龋病和牙周病的治疗计划外，要特别注意对余留牙的保存。特别是残根，在没有明显松动的情况下，应该选择根管治疗后保存。一方面可以保持牙槽嵴的高度，有利于赝复体的固位和稳定；另一方面也可以在将来利用残根进行附着体修复，为赝复体的固位提供更多的可能性。

口腔卫生宣教也很重要。许多口腔肿瘤患者术前疏于口腔卫生，术后由于畏惧伤口不敢进行口腔卫生，导致余留牙软垢附着、牙龈红肿。术前统筹进行卫生宣教，将余留牙对赝复体修复的重要性告知患者，可有效地引导患者重视口腔卫生。在赝复体修复的序列治疗过程中，需要持续不断地进行口腔卫生宣教和伤口护理宣传。

二、上颌骨缺损修复的序列治疗

上颌骨切除后患者会受到生理、心理多方面的创伤。采用序列治疗的方式，修复医师从患者术前就开始介入，一方面能与外科医师合作，细化手术方案，另一方面能够增强患者的信心，带来更好的修复效果。序列治疗一般分为四个步骤。

1. 术前统筹

术前统筹主要是沟通和方案的制定，包括两方面内容：患者的首次就诊，与患者沟通和口腔检查，针对余留牙制定治疗方案，针对缺损区制定修复计划；与外科医师的沟通，手术范围的确定。这一部分内容在前面已经详细阐述。

2. 术前腭护板

腭护板需要在患者术前取模制作，考虑到加工周期，一般在手术日前 3~5 天取模。腭护板一般利用余留牙设计卡环固位。余留牙条件不良时，也可以用钢丝将腭护板结扎在基牙上固位。还可以使用螺钉将腭护板直接固定在牙槽嵴或硬腭上。腭护板的使用时机，可以分为术中即刻使用，或是术后延期使用。

术中使用腭护板，是指外科医师在上颌骨切除，完成止血和皮片移植后，伤口加压填塞纱条，再将腭护板戴入。即刻戴入腭护板的目的包括：利用腭护板对纱条和敷料进行加压固位；保护创面，避免唾液和食物污

9

染；封闭口腔，改善发音和进食；减轻患者心理负担，增强信心。由于这一步需要外科医师操作，对于不熟悉修复体的外科医师可能有些困难。且术前制作的腭护板与手术创口也会有差异，加大了操作难度。因此有时候也会采用术后延期使用腭护板，也就是利用腭护板制作过渡性赝复体。

3. 术后过渡性赝复体

上颌骨切除术后 7~10 天，拆除了缝线和填塞的纱条，就可以开始佩戴过渡性赝复体。过渡性赝复体一般利用腭护板修改添加而成。因为此时的患者张口度有限，且伤口黏膜脆弱易出血，难以制取口内印模。使用过渡性赝复体的主要目的是封闭口腔，改善进食和发音，增强患者的生活信心。因为术后伤口的收缩变化明显，过渡性赝复体需要经常性的调改、重衬。

4. 正式赝复体

上颌骨切除术后 2 个月，缺损腔创面基本愈合，组织形态较为稳定，此时可以开始进行正式赝复体的制作。正式赝复体除了要封闭口腔，恢复发音功能外，还要恢复牙列的完整性，支撑口唇部软组织，承担一定的咀嚼功能。功能良好的赝复体，能帮助患者重新回到正常的社交生活。

下颌骨缺损修复的术前统筹与序列治疗

与上颌骨缺损不同，下颌骨缺损后，单纯进行赝复体修复是不能恢复下颌功能的。因为下颌骨是游离的可动性骨，必须要恢复下颌骨的连续性，才能恢复其功能。因此植骨是下颌骨缺损修复的基础，也是目前下颌骨手术的常规术式。植骨后，根据骨量条件，可以选择种植修复或活动义齿修复。活动义齿修复受限于基牙条件和植骨区情况，较难达到满意效果。种植覆盖活动义齿或种植固定义齿能更好地恢复美观、咀嚼功能。

一、下颌骨缺损修复的术前统筹

在下颌骨缺损修复中，术前的统筹规划也是必不可少的，其主要内容是为患者制作翼状导板。下颌骨上有大量肌肉附着，当下颌骨的连续性被破坏后，剩余骨段受到的肌肉牵引力不平衡，会发生偏斜、移位，造成患者面容歪斜、咬合不良。因此，对于要进行下颌骨截断切除手术的患者，术前必须制作翼状导板，稳定咬合关系。虽然现在植骨手术大量开展，患者在术后下颌骨

也能保持连续性，但是术后瘢痕收缩、移植骨块大小的差异，都可能造成植骨后下颌骨偏斜。因此即使是植骨患者，如果缺损区大，特别是有一侧升支或髁状突缺损的情况，都需要进行翼状导板修复，以稳定术后咬合关系，利于后期修复。

翼状导板可分为上颌双侧翼状导板和单侧翼状导板。上颌双侧翼状导板适用于下颌前牙区的颌骨缺损，利用上颌牙齿和硬腭固位，两侧翼状导板伸至下颌后牙舌侧，阻挡两侧下颌骨向中线的移位。单侧翼状导板适用于单侧下颌骨缺损，可以位于上颌，也可以是在下颌。翼状导板延伸包绕健侧下后牙和上后牙的颊舌侧，限制下颌骨向患侧偏斜。

二、下颌骨缺损修复的序列治疗

1. 术前统筹

与上颌骨缺损修复相似，下颌骨缺损修复的术前统筹主要是沟通和方案的制定，包括口腔检查，制定治疗和修复方案；与外科医师的沟通，确定手术范围。

2. 术前翼状导板

一般在手术前1周左右取模制作翼状导板。根据患者手术范围确定上颌或下颌翼状导板。术前1天为患者在口内进行试戴，并要教会患者自行取戴。翼状导板可以在手术结束时由外科医师为患者戴上，再进行颌面部包扎固定，术后拆除包扎后患者可以自行取戴。如果

术中未使用翼状导板，患者可以在拆除颌面部包扎后及时戴入。叮嘱患者每日尽量长时间佩戴，仅在进食时取下，以确保咬合关系不发生变化。翼状导板佩戴的时间，一般要超过术后 3 个月，待患者移植骨愈合，可以进行种植修复后，再停止使用翼状导板。

3. 植骨后的修复

下颌植骨术后 3 个月，移植骨块骨性愈合后，就可以进行活动义齿修复了。如果进行种植修复，根据移植骨的性质和愈合情况，种植时间一般在植骨后 3 个月至半年。如果因为各种原因暂时不能进行修复，则要建议患者坚持佩戴翼状导板，避免下颌偏斜。

第二章

上颌中空赝复体修复的
操作规范

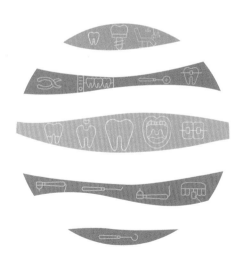

上颌骨切除术后 2~3 个月，创面愈合较为稳定，患者张口度达到 3 指后，就可开始为患者进行上颌中空赝复体的修复了。上颌中空赝复体一般多采用金属支架的形式，因金属支架有足够的坚固性，且卡环设计灵活多变。纯塑料的赝复体一般是作为过渡性使用，容易调改和添加。

第一节

口腔检查与修复前准备

一、口腔一般情况检查

首先检查患者的张口度，一般来说张口度应当达到 3 指，制取缺损腔印模时会更加容易。但是患者手术的部位和范围有差异，术后瘢痕收缩和个体练习张口度的情况也不同，有时候不能达到 3 指张口度。当张口度在 2 指以上，缺损腔不是特别深时，也可以完成赝复体修复的操作。张口度小于 2 指，则不适宜进行赝复体修复，应叮嘱患者进行张口度训练，待情况改善后再就诊。

患者口内的余留牙及对颌牙列，需要进行详细的检查。如果有龋病、牙周病、根尖周病变等情况，要进行

15

相应的治疗。上颌中空赝复体修复所需要的时间长、修复难度大，为保证修复效果和使用年限，应当完成所有的相关治疗后，再开始上颌中空赝复体修复。下颌牙列如有缺损，可以同期完成修复，以建立良好的咬合关系。

二、缺损区的检查

首先要明确上颌骨缺损的分类，不同的分类对应不同的修复方案。赵铱民的上颌骨缺损八类法如下。

Ⅰ类：上颌骨硬腭部缺损；

Ⅱ类：一侧上颌骨部分缺损；

Ⅲ类：上颌骨前部缺损；

Ⅳ类：上颌骨后部缺损；

Ⅴ类：一侧上颌骨缺损；

Ⅵ类：双侧上颌骨大部分缺损，缺损超过中线；

Ⅶ类：无牙颌的上颌骨缺损，依照其缺损的部位与范围，参照前6类，定为相应的6个亚类；

Ⅷ类：双侧上颌骨全部缺失。

在上颌骨缺损中，临床上最常见的是Ⅴ类缺损，其次是Ⅱ类、Ⅵ类、Ⅰ类（图2-1）。在Ⅰ～Ⅵ类缺损中，只要余留基牙足够健康，均可进行上颌中空赝复体修复。其中Ⅰ类缺损比较小时，也可以用腭护板修复。Ⅶ类、Ⅷ类缺损，由于没有天然牙存在，且缺损过大，普通上颌中空赝复体无法获得良好固位，需要进行种植等特殊修复。

图 2-1　上颌骨缺损的分类

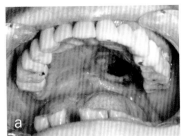

a. I 类缺损

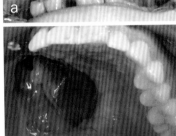

b. II 类缺损

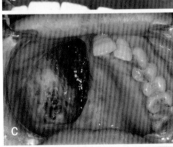

c. V 类缺损

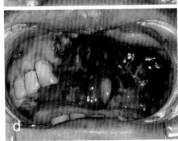

d. VI 类缺损

缺损区黏膜情况要检查。不同愈合时期的黏膜状态不同。图 2-1d 患者为术后 1 个月内,黏膜处于充血红肿的状态,非常脆弱,碰之出血,不适宜修复。图 2-1b 是术后 3 个月左右,黏膜愈合良好,有一定的弹性和韧性,可以进行修复。图 2-1c 是术后多年,经过长时间的改建,缺损区的黏膜已经完全定型,边缘规整,紧贴骨面,无多余和增厚的部分。检查黏膜状况时还要注意患者的口腔卫生情况。如果黏膜表面分泌物过多,有食物残渣滞留,提示患者口腔卫生不到位,这会影响黏膜的健康状态,应当加强对患者的口腔卫生宣教。

在口腔检查时,除了检查缺损区的大小和愈合情况,还要观察缺损腔的倒凹情况。如第一章中所述,缺损腔的颊侧倒凹是赝复体修复时需要利用的倒凹。颊侧倒凹有足够的面积和深度,形成倒凹的软组织有足够的韧性,则上颌中空赝复体的修复效果较好(图 2-1c)。而如图 2-2 所示的上颌骨 II 类缺损,虽然口鼻腔没有穿

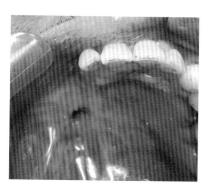

图 2-2　上颌骨 II 类缺损

缺损区软组织愈合良好,口鼻腔未穿通,但因上颌骨部分切除,仍然需要上颌中空赝复体修复。由于缺损区颊侧无倒凹,赝复体只能依靠健侧基牙固位,加大了基牙的受力,赝复体的不稳定性也增加了

通，赝复体不用考虑封闭效果，但缺损区颊侧无倒凹存在，患侧中空部分只能依靠健侧基牙固位（图2-2）。

三、面容的检查

颌面部手术会对患者的面容造成损伤。患者来进行赝复体修复时，多希望能解决面容问题。但上颌中空赝复体对患者面容的恢复是有限的。如图 2-3a 所示，患者面中份没有明显塌陷，患侧上唇和口角部有塌陷，这种情况使用上颌中空赝复体可以有效地改善面容。而如图 2-3b 的情况，患侧面中份塌陷明显，单纯依靠上颌中空赝复体对面容修复效果欠佳。

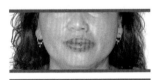
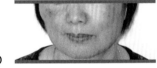

图2-3　修复前检查面容

a.患者右侧口角和上唇塌陷，面中份饱满，上颌中空赝复体修复后可以有效改善面容

b.患者右侧面中份、唇部塌陷明显，上颌中空赝复体修复后恢复面容效果有限

四、修复前准备

在开始上颌中空赝复体修复前，除了基础的牙周治疗、牙体牙髓治疗，还需要对基牙进行加固处理。因为上颌中空赝复体体积大、重量大，产生的侧向力也大，对基牙的牙体健康和牙周储备力要求高。口内根管治疗

后的基牙要进行全冠修复，龋坏较大的牙齿可采用嵌体或高嵌体修复。

要特别提出的是对邻近缺损区的基牙进行保护。邻近缺损区的基牙在上颌中空赝复体的固位中发挥重要的作用，因而也承担了较大的力量。而邻近缺损区的基牙，常见的是中切牙、侧切牙。这些牙位的牙齿本身牙周储备力就较弱，再加上近缺损区的牙槽骨有缺失，长期稳定性更差。因此，一般要采取联冠的形式，对邻近缺损区的基牙进行保护。依据牙齿的条件，可以采用两联冠或三联冠。牙体预备和戴冠的过程与常规固定修复无差异。在联冠加工时可与技师合作，使牙冠外形宜于后期放置卡环。

五、修复设计和基牙预备

上颌中空赝复体依靠基牙和软组织倒凹固位。在基牙上设计卡环和支托，设计原则与可摘局部义齿的设计原则相似。考虑到赝复体的体积大，在设计时要适当增加固位和支持力。一般来说，邻近缺损区的基牙经过联冠修复后，要设计杆形卡环，这对中空赝复体有直接固位作用。此外，要充分利用健侧的双尖牙和磨牙，使得上颌中空赝复体的固位体总数目为 3~5 个。具体设计时，可根据患者基牙条件、天然咬合间隙、缺损区大小进行灵活调整（图 2-4）。

图 2-4　修复设计

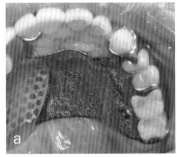

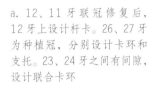

a. 12、11 牙联冠修复后，12 牙上设计杆卡。26、27 牙为种植冠，分别设计卡环和支托。23、24 牙之间有间隙，设计联合卡环

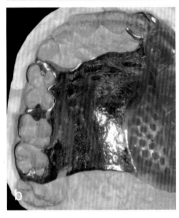

b. 22、21 牙联冠修复后，22 牙上设计杆卡。14、16、17 牙上放置卡环和支托，其中 15、16 牙为联合支托。18 牙颊倾，未选作基牙

　　基牙预备的方法与可摘局部义齿相同，在相应基牙上预备支托凹和隙卡沟。在设计时要尽量利用患者的天然间隙设计隙卡和支托，以减小牙体预备量，保护基牙的健康。健侧双尖牙和磨牙区域，一般建议设计金属高基托作为舌侧对抗，同时可以起到稳定赝复体的效果。因此在牙体预备时，要预备双尖牙到磨牙的舌侧轴面，减小倒凹，增加基托与牙面的接触面积。

印模与模型

在上颌中空赝复体修复中，为上颌骨缺损患者制取印模是一个难点。有多种印模方式可以应用于上颌骨缺损患者，比如个别托盘法、分层印模法、分区印模法等。下面分别讲述个别托盘法和分层印模法。

一、个别托盘法制取上颌骨缺损印模

1. 制取初印模和模型

初印模采用成品托盘制取。成品托盘最常见的问题是不够长，不能完全覆盖缺损区域，通常需要加蜡延长托盘后缘（图 2-5a）。另外一个需要添加的地方是前牙区，邻近缺损区的天然牙作为基牙，其唇侧黏膜转折处必须完整制取，在此区域要加高托盘边缘，并向缺损区移行（图 2-5b）。

取模通常采用藻酸盐材料。在取模前，用纱布填塞缺损腔内过大过深的倒凹是必不可少的一步。如果不进行填塞，藻酸盐材料可能会进入鼻甲深处、咽后壁等位置，在从口内取出托盘时会发生断裂，造成印模不完整。断裂在口内的藻酸盐材料卡在倒凹中，取出也很不易，会给患者造成痛苦。

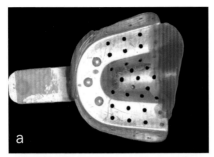

图 2-5　成品托盘加蜡

a. 成品托盘后缘通常不足以覆盖上颌骨缺损区，需要用蜡加长。加蜡不宜无目的的加宽、加长，会妨碍取模操作

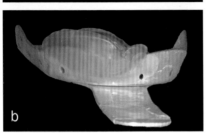

b. 成品托盘前缘，在缺损区与余留牙交界区域通常也需要加蜡。因为邻近缺损区基牙上要放置杆卡，需要制取黏膜转折处的完整形态

　　填塞倒凹时要区分部位（图 2-6）。在第一章第一节中提到，上颌中空赝复体修复时需要利用的是颊侧倒凹，因此颊侧倒凹是不需要填塞的。且颊侧倒凹处黏膜外形规整，藻酸盐材料不易破碎变形。前方倒凹、后方倒凹和中线倒凹一般要用纱布填塞。前方倒凹和后方倒凹通常面积窄小，且倒凹深，藻酸盐材料易断裂，需要尽量填除。中线倒凹虽然有时候深度不大，但鼻中隔黏膜敏感易出血，可用薄层纱布填塞。此外，在缺损腔的顶部靠近中，有时候会有鼻甲余留，填倒凹时也需要用纱布覆盖，避免藻酸盐材料钻入鼻甲倒凹内。在填塞倒凹时需要注意，填塞的纱布不能遮挡缺损腔开口的组织

23

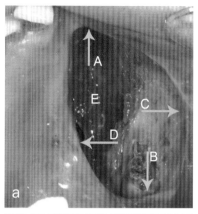

图2-6 缺损腔填塞倒凹的不同部位

a.单侧上颌骨缺损。A为近中倒凹，B为远中倒凹，这两个区域倒凹大，需要较多的填塞纱布。C为颊侧倒凹，是上颌中空赝复体固位所需倒凹，一般不填塞。D为中线倒凹，其内侧多为鼻中隔或鼻甲，需用纱布遮盖或填塞。E区域为缺损腔顶部近中线处，与鼻腔和鼻甲相通，需要用纱布遮盖，避免藻酸盐材料进入鼻甲内部

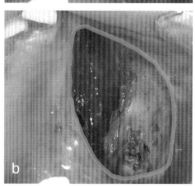

b.填塞纱布时不能遮挡缺损腔开口处的组织壁，即图中灰色区域

壁，避免赝复体修复后口鼻腔封闭不严。

使用藻酸盐材料制取印模后，填塞的纱布时常会黏附在印模材料上被一同带出（图2-7）。过多的纱布可以剪掉，薄层的纱布不需要去除，直接灌制石膏模型。上颌骨缺损的模型在灌制时要注意底座的厚度，确保缺

损腔处石膏有足够的强度（图 2-8）。为保证底座厚度，围模灌注法更加可靠。

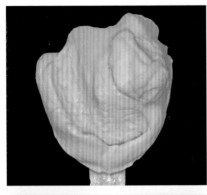

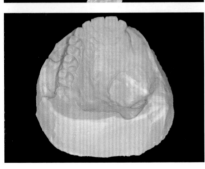

图 2-7　藻酸盐材料制取印模

虽然缺损腔内用纱布填塞了倒凹，但是印模材料仍然会进入部分倒凹。因为进入的倒凹深度有限，不会给取模造成困难。一薄层纱布粘在藻酸盐材料上一同取下，灌模时不需要去除这层纱布

图 2-8　灌制石膏模型

石膏模型的底座厚度，必须大于缺损腔的深度，最薄处不能小于10mm

2. 制作个别托盘，制取终印模和模型

个别托盘可以用自凝塑料制作，也可以用光固化树脂片制作，后者更易操作。制作要点与可摘局部义齿个别托盘相似。先用蜡填除模型上影响个别托盘就位的倒凹，如缺损腔内部倒凹、前牙唇侧倒凹（图 2-9）。在模型上画出个别托盘范围后，用红蜡片覆盖一层（图

2-10），再用光固化树脂片覆盖。为了增强印模材料与个别托盘的结合力，避免脱模，需要在个别托盘上打孔（图2-11）。进入缺损腔的个别托盘部分，要注意材料的厚度，避免材料过薄，造成后期调改过程中穿孔破损。在前牙区安放托盘柄，树脂片光固化后取下，去除蜡片，打磨边缘。

如果患者的缺损腔是口小底大型，制作个别托盘时树脂片可以不进入缺损腔，仅覆盖在表面（图2-12）。

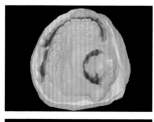

图2-9　模型填倒凹

缺损腔内的前方、后方和中线倒凹较深，用蜡填除。颊侧倒凹较浅，可以在后期铺蜡片时去除，因而未单独填除。牙列唇颊侧的倒凹用蜡填除

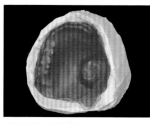

图2-10　模型铺蜡片

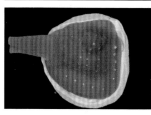

图2-11　制作个别托盘

用光固化树脂片制作个别托盘，在托盘上打孔避免印模材料脱模

这类患者通常是手术多年后，软组织经过长时间的收缩，缺损腔开口变小，而缺损的骨组织不能恢复，变成口小底大型缺损腔。如果个别托盘突入缺损腔内，制取印模时开口处印模材料薄，腔内印模材料被托盘带入较多且进入大量倒凹，从口内取出时印模材料容易断裂。

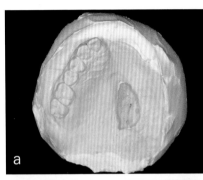

图 2-12　口小底大型缺损腔

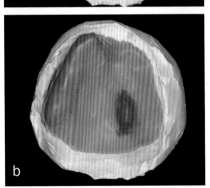

a. 患者为上颌骨扩大切除术，余留 12~17 牙，骨缺损较大。从初模型上可见，缺损腔开口处狭小

b. 模型铺蜡后，缺损腔处留给树脂片的空间狭小，不方便操作。且突入缺损腔的个别托盘在取模时会将过多材料带入缺损腔内，进入较深倒凹，从口内取出时印模材料很容易断裂。因此可以用蜡将缺损腔填平，个别托盘覆盖在缺损腔表面

制作个别托盘时，还要注意托盘的伸展范围要合适。初印模是用成品托盘制取的，有时因成品托盘过宽，会导致局部区域的口腔黏膜被过度牵拉变形。在制

作个别托盘时，要结合患者口内情况确定边缘位置。取模前要在患者口内试戴个别托盘，将过度伸展的边缘磨去。这种情况下，制取的终模型与初模型会有较大差异（图 2-13）。

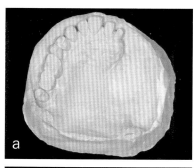

图 2-13 初模型与终模型的对比

a.初模型。模型上可见缺损区颊侧黏膜平坦，伸展范围广

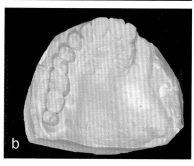

b.终模型。使用伸展范围合适的个别托盘制取后，可见缺损区颊侧的黏膜形成了明显的转折

二、分层法制取上颌骨缺损印模

当患者的张口度有限，或缺损腔较高，印模和托盘放入及取出困难时，也可以采用分层印模法，分别制取缺损腔局部印模和整体印模，在口外拼接，获得完整印模。

1. 取初印模，制作局部托盘

分层法的初印模，不需要获得缺损腔的完整形态，只需要缺损腔开口处的外形。为了方便印模制取，可以在取模前用较多纱布填塞在缺损腔内。取模时托盘内印模材料也不需要太多。获得的初印模上可以看见缺损腔的开口外形（图 2-14）。

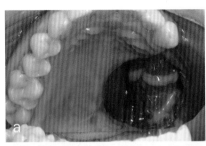

图 2-14　制取初印模

a.取模前患者口内缺损腔情况。中线倒凹和后方倒凹较大

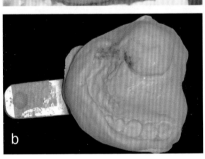

b.制取的初印模。因为缺损腔内填塞了较多纱布，初印模的整体高度较低，方便从口内取出

灌制石膏模型。在模型上标记局部托盘的范围，一般能覆盖缺损腔即可。缺损腔内填蜡，留出印模材料的空间。为了保证印模材料有足够厚度，填的蜡可呈拱形，略微突出于缺损腔（图 2-15）。用树脂片制作局部托盘。为了使局部托盘与印模材料有足够的结合力，需

要在托盘上开孔，还可以在局部托盘组织面制作一些突起和倒凹，增加与藻酸盐材料的嵌合力。局部托盘上放置一个较小的手柄，便于取模时手持。托盘柄不宜过粗过大，会占据过多口腔空间，妨碍操作。托盘柄的高度可参考邻牙及对侧牙列的高度，避免局部托盘柄过高，妨碍成品托盘就位（图2-16）。

图 2-15 初模型填蜡

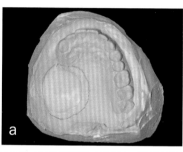

a. 利用初印模灌制石膏得到的初模型。可见缺损腔只有开口处的轮廓。在模型上绘制局部托盘的范围

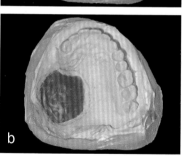

b. 在石膏模型上画出局部托盘的范围。在缺损腔内填蜡，填蜡的厚度要足够。因本例患者缺损腔内下鼻甲明显突出，为保证印模材料厚度，填的蜡呈拱形突出于缺损腔

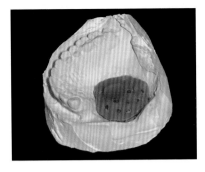

图 2-16　制作局部托盘

局部托盘按照标记范围制作，覆盖缺损腔开口处。托盘柄要小巧，不超过牙列的高度。局部托盘上要打孔，组织面也可以制作机械固位形

2. 局部托盘分层制取印模

使用局部托盘分层制取印模，如图 2-17 至图 2-20 所示。

在正式制取印模之前，仍然要在患者口内填塞缺损腔倒凹。此时填倒凹的方法与个别托盘取模填倒凹的方法一样，保留需要的倒凹（比如颊侧倒凹），填除不需要的倒凹。

调拌适量的藻酸盐材料，放置于局部托盘上，放入患者缺损腔部位。局部托盘上的印模材料量，要与患者缺损腔的大小相似。材料过少则取模不全，材料过多则会四处流溢，影响后续印模的制取。局部托盘的背面也可以涂抹少量印模材料，使得印模材料包裹局部托盘成为一个整体，避免脱模。

待口内局部托盘上的印模材料固化后，可以开始制取整体印模。如果局部托盘周围的溢出材料过多且外形不规则，可用手术刀切除多余材料，其目的是便于局部印模与整体印模之间能顺利分开并准确复位。整体印模

可以使用成品托盘制取，如有需要托盘边缘可以加蜡延长。取模过程中，成品托盘就位时动作要轻柔，避免与局部托盘碰撞。待印模材料凝固后，先取出成品托盘，再从口内取出局部托盘。有时候取下成品托盘时，局部托盘也随之一起松脱。如果能从患者缺损侧将两个托盘一块取出，就可以不必分开。如果张口度不允许，则需要在口内分开局部托盘和成品托盘，分别取出。

在口外检查局部印模与整体印模，去除印模材料飞边，将局部印模在整体印模上复位。检查局部印模的边缘，确定印模准确复位后，就可以灌制石膏模型了。

图2-17 局部印模

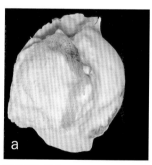

a.局部印模的组织面。有一层隔离鼻甲的纱布嵌在印模的组织面

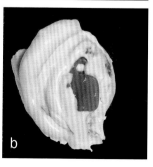

b.局部印模的背面。可以看见托盘柄。取模前放置印模材料时，可以在局部托盘背面也涂抹一些材料，这样印模材料将局部托盘包裹在一起，可以避免脱模

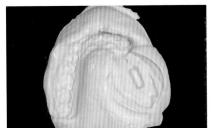

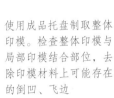

图 2-18　整体印模

使用成品托盘制取整体
印模。检查整体印模与
局部印模结合部位，去
除印模材料上可能存在
的倒凹、飞边

图 2-19　终印模

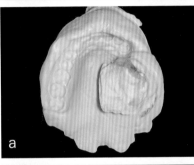

a. 终印模验面观。将局
部印模复位于整体印模
中，确保局部印模能完
全就位。局部印模的边
缘应当与整体印模贴
合，无明显间隙

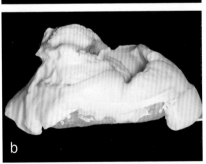

b. 终印模侧面观

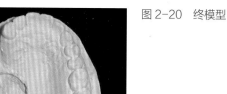

图 2-20 终模型

利用终印模灌制石膏模型的过程中，震动排气泡不能过于猛烈，避免局部印模松动移位

第三节

试戴、确定咬合关系

一、试戴

终模型制取后，即可送至加工厂制作金属支架和底板，并返回临床试戴。试戴的第一步是找到就位方向。上颌中空赝复体一般利用颊侧倒凹固位，试戴时可先将阻塞器放入缺损腔，向颊侧旋转就位，卡环再在健侧基牙上就位。如果是利用的后方倒凹固位，则让阻塞器部分由前向后旋转进入。

检查支架和底板在口内的就位情况（图 2-21，图 2-22）。支托、隙卡要贴合基牙上预备的支托凹、隙卡沟，腭板与上颚黏膜贴合。如果底板边缘伸展过度，患

者张口时肌肉和黏膜会拉动底板，此时需要调磨过长的边缘。就位后要检查支托和隙卡沟是否会影响咬合，如果有咬合高点必须磨除。

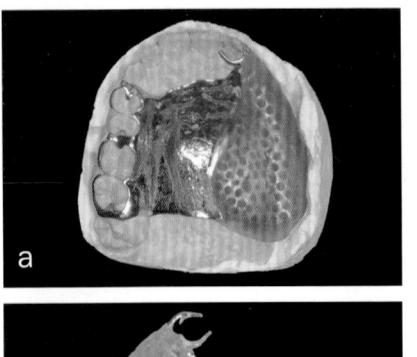

图 2-21　制作完成的金属支架和底板

a. 支架和底板的磨光面。此时尚未排列人工牙，无咬合关系

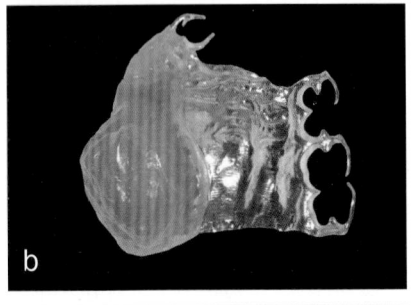

b. 支架和底板的组织面。试戴前要检查组织面和边缘有无瘤子和尖锐之处。可以看到阻塞器的颊侧部分有明显倒凹，在口内试戴时要采用旋转就位的方法，让阻塞器顺利进入缺损腔

图 2-22　在口内试戴金属支架和底板

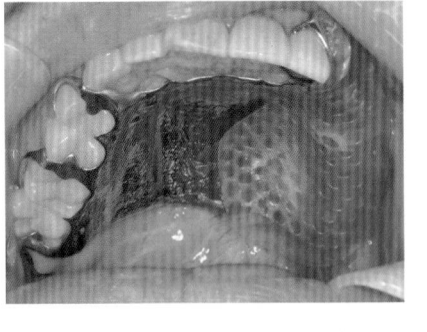

支托、隙卡要与基牙贴合，且不能成为咬合高点。腭板与上颚黏膜贴合。张口时底板无松动脱落的情况

在试戴时，因为患侧没有人工牙，所以患者一般不会有明显压痛感。如果有黏膜压痛的地方，可以检查组织面并调磨压痛点，具体可见本章第四节。如果底板对缺损腔封闭不严，可以用蜡或硅橡胶印模材料在底板上添加，试戴合适后返回加工厂充胶。

二、制作蜡殆堤，记录咬合关系，支撑口唇部

底板试戴合适后，在底板上加蜡制作蜡殆堤，在患者口内咬合并记录咬合关系（图 2-23）。蜡殆堤除了记录咬合关系外，还要注意形态，其唇颊面要与牙弓弧度一致。在蜡殆堤冷却变硬，咬合关系记录完成后，让患者闭唇，从正面、侧面观察患者的唇部形态是否得到良好支撑。对蜡殆堤进行必要的调改或添加，恢复良好唇形，以指导人工牙的排列位置。需要注意的是，本章第一节提及过，面中份的明显凹陷，是无法用上颌中空赝复体完全恢复的（图 2-24）。

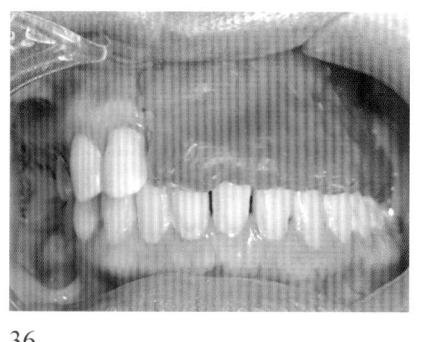

图 2-23　在口内记录咬合关系

在底板上加蜡制作蜡殆堤，趁蜡未完全硬固时放入口内让患者咬合，记录上下颌的咬合关系。蜡殆堤的唇颊面要恢复牙弓弧度，支撑上唇和颊部的丰满度

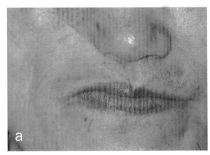

图 2-24　蜡殆堤对口
唇部提供支撑

a.修复前，右侧唇部及
口角明显凹陷，面中份
明显凹陷

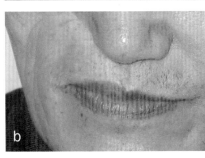

b.试戴底板及蜡殆堤，
可以看到右侧上唇及口
角得到了支撑，恢复了
一定的丰满度。面中份
的凹陷，在修复后有一
定改善，但仍然明显
可见

三、二次取模

底板送至临床试戴时，根据阻塞器进入缺损腔倒凹的情况，有时能在工作模型上复位，有时不能在工作模型上复位。当底板能够复位时，记录咬合关系后，将底板复位于工作模型上。如果上下颌模型咬合关系稳定，则试戴工作结束，可以返回加工厂继续加工了（图2-25）。如果底板不能在工作模型上复位，需要增加二次取模的步骤。将带有蜡殆堤的底板在口内就位，选用大小合适的成品托盘，用藻酸盐材料制取印模。取下托

盘时，如果底板位于印模材料内，则可以在底板组织面涂布分离剂后灌制石膏模型（图2-26）。如果底板仍位于口内，则取下底板，仔细将底板在印模里复位，再涂布分离剂灌制模型（图2-27）。

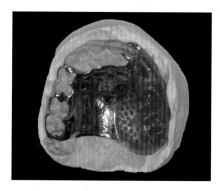

图2-25 咬合关系记录完成

试戴时底板可以在工作模型上复位。记录咬合关系后，将带有蜡𬌗堤的底板复位在工作模型上，验证上下颌模型的咬合稳定并与口内一致后，就可返回加工厂继续加工了

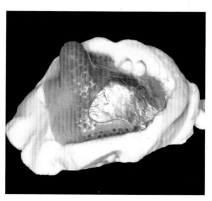

图2-26 制取带有底板的印模

试戴时底板不能在工作模型上复位，需要二次取模。在记录咬合关系后，底板在口内就位，制取藻酸盐印模。取出托盘时，底板与印模材料一起取出。在底板组织面涂布分离剂，灌制石膏模型

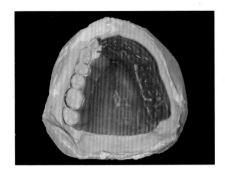

图 2-27 二次印模灌制的模型

图中是一个塑料中空赝复体的底板，因为不能在原有工作模型上复位，制取二次印模后，灌制石膏模型。后续加工制作就在这个新模型上进行

第四节

上颌中空赝复体的戴入与调改

一、戴入上颌中空赝复体

在正式戴入赝复体之前，可以选择增加一次试排牙的复诊。试排牙时，赝复体在底板上排列了人工牙，但人工牙与底板之间用蜡粘固，方便进行调整。试排牙的目的一个是验证上一步骤中记录的咬合关系是否准确，另一个是让患者感受一下人工牙的位置、形态，如有不满意可进行调整。当患者咬合关系稳定时，为减少就诊次数、缩短修复时间，也可省略这一步，直接戴入上颌中空赝复体。

此时上颌中空赝复体已经制作完成，整体高度较

高，在戴入时阻塞器部分要避开余留牙，从颌骨缺损处引入口腔中（图2-28）。在整个修复过程中，都要叮嘱患者坚持张口训练，保持张口度在3指左右。与试戴底板一样，戴入上颌中空赝复体时要找到就位方向，将阻塞器部分旋转进入缺损腔，减少对缺损腔开口处软组织的刮损。

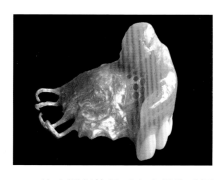

图2-28 制作完成的上颌中空赝复体

阻塞器加上人工牙，整体高度较高。戴入时要避开天然牙，从牙槽嵴缺损区域将赝复体引入口中

检查赝复体是否完全就位（图2-29）。健侧的卡环、支托要与基牙上的隙卡沟、支托凹贴合，腭板与上颚黏膜贴合，张口时赝复体无明显脱位（图2-30）。如果按压时腭板能贴合，松手后人工牙侧松脱移位，带动腭板脱离黏膜，其原因多是由于人工牙侧的基托边缘伸展过度，干扰肌肉黏膜的运动，要根据口内情况调改边缘。需要注意的是，因为上颌中空赝复体的自重较大，如果固位力不足，也会出现松动移位的情况。这需要修复医师结合口内黏膜的张力、肌肉的活动力度和基托边缘的伸展情况来综合判断。

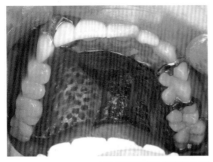

图 2-29 上颌中空赝复体在口内就位——殆面

检查就位情况，支托与隙卡贴合基牙，腭板贴合上腭黏膜。人工牙颊侧基托边缘不能过度伸展，妨碍就位

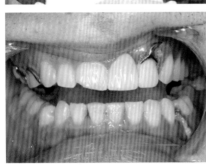

图 2-30 上颌中空赝复体在口内就位——唇面

张口时赝复体保持稳定。如果张口时赝复体有轻度脱位，可能是颊侧边缘过度伸展，需要修整边缘

二、调整咬合接触

赝复体完全就位后，检查咬合情况（图 2-31）。支托、隙卡不能成为咬合高点。患侧人工牙与下颌牙建立轻接触的咬合关系。上颌骨缺损的患者，通常咬合不会有明显改变，患者主要依靠健侧咀嚼。上颌中空赝复体戴入后，不能影响健侧天然牙的咬合接触。

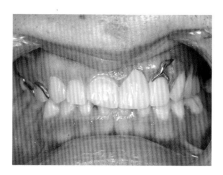

图2-31 检查咬合关系

上颌中空赝复体戴入后，健侧天然牙咬合接触良好，患侧人工牙为轻接触的咬合关系。人工牙与下颌牙形成正常的覆𬌗覆盖关系

三、调改压痛点

因为患侧建立了轻接触的咬合关系，患者有时在戴牙时就会感觉患侧压痛，或者在使用一段时间后出现压痛。由于缺损腔形态复杂，黏膜外形不规则不光滑，很难靠肉眼观察到黏膜上的压痛点。因此压痛点的寻找和调改需要借助指示剂来完成。可以使用的材料包括贴合点指示剂、压力糊剂等（图2-32）。将指示剂均匀涂布在阻塞器表面，戴入患者口内咬合，取出后检查表面，指示剂被推挤开，塑料完全暴露的区域，一般就是压力过大的压痛点。调磨压痛点，反复多次用指示剂检查，直到阻塞器表面的指示剂比较均匀。

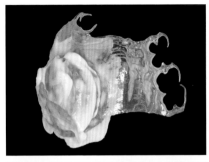

图 2-32　用指示剂检查上颌中空赝复体的组织面

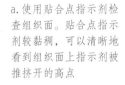

a.使用贴合点指示剂检查组织面。贴合点指示剂较黏稠，可以清晰地看到组织面上指示剂被推挤开的高点

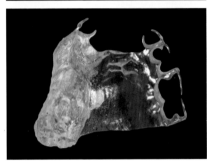

b.使用压力糊剂检查组织面。压力糊剂较稀薄，可以反复多次涂抹并检查，操作方便

四、增加固位力

如果患者张口时上颌中空赝复体会有轻度的脱落，在排除了基托边缘过长的情况后，要考虑是否是由于固位力不足，赝复体自重过大引起的脱落。上颌中空赝复体之所以制作成阻塞器为中空的形式，就是为了减轻自重。较大的自重，要求上颌中空赝复体要有较强的固位力。上颌中空赝复体固位力有两个来源：基牙上的卡环提供的固位力；阻塞器进入软组织倒凹提供的固位力。

增加卡环的固位力可以提高总固位力。但是卡环

位于健侧，而最重的阻塞器位于患侧，不能起到直接作用。且一味加大卡环固位力，会对基牙的健康造成不良影响。

如果能增加软组织倒凹的固位力，对阻塞器的稳定更有帮助。上颌中空赝复体一般利用颊侧倒凹固位，可以增加阻塞器进入倒凹的深度和面积。如果颊侧倒凹较浅，也可以增加利用后方倒凹。需要提醒的是，同时进入颊侧倒凹和后方倒凹，赝复体的就位可能会较为困难。

具体操作时，可将印模材料放入缺损腔内需要利用的倒凹处，在赝复体阻塞器相应部位涂抹印模材料，放入口内待材料固化。取出赝复体，检查印模材料在所需区域是否有足够厚度。若材料被挤走，则该处无可继续增加的倒凹。选择印模材料厚度足够的区域，小心修整去除多余印模材料。再用重体硅橡胶覆盖在表面，形成一个阴模。重体硅橡胶固化后，检查其是否能完全复位。调拌适量的自凝塑料，填塞在硅橡胶阴模内，固化后打磨抛光。在口内就位时，如果就位困难或患者感觉胀痛，要少量多次磨改增加的材料，最终达到赝复体完全就位，患者无明显不适感，固位力有所提高（图 2-33 至图 2-38）。如果患者时间允许，可返回加工厂，将添加的自凝树脂更换为热凝树脂材料，长期稳定性和抗菌性会更好。

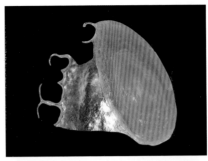

图 2-33　上颌中空赝复体的组织面

阻塞器部分倒凹不明显，赝复体体积和自重大，在口内就位后固位力不足，需要增加软组织固位力

图 2-34　局部取模

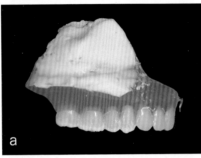

a. 用上颌中空赝复体制取的缺损腔颊侧倒凹的局部印模

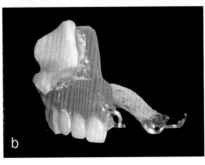

b. 从正面观，印模材料在阻塞器颊侧形成明显倒凹，说明这个部位的倒凹充足可利用

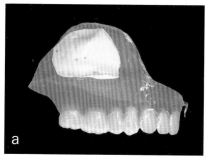

图 2-35 修整印模材料

a. 将印模材料的面积缩小，只保留颊侧倒凹的主要部分，便于后期赝复体的就位

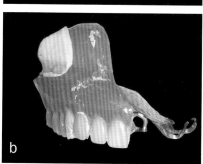

b. 从正面观，印模材料进入倒凹的部分保留，未修整。如果缺损腔倒凹较深，在这一步时也可以将进入倒凹的印模材料削薄，避免进入过深倒凹影响后期赝复体就位

图 2-36 制作重体硅橡胶阴模

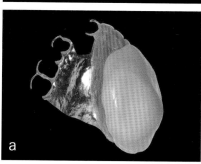

a. 捏制重体硅橡胶覆盖在藻酸盐印模材料的表面，覆盖范围要大于藻酸盐材料

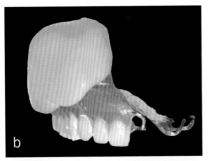

b. 重体硅橡胶要有足够的厚度，避免过薄变形

图 2-37 自凝塑料成型

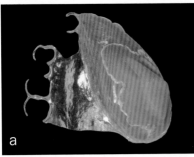

a. 利用重体硅橡胶阴模在赝复体上添加自凝塑料

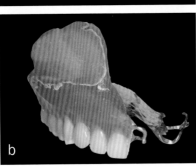

b. 添加自凝塑料后，阻塞器的颊侧有了明显倒凹

图2-38 调改并抛光

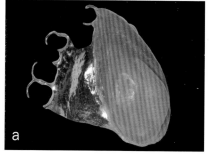

a.打磨添加塑料的边缘部分，与阻塞器其余部分自然过渡

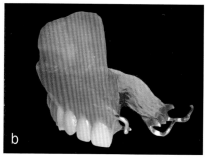

b.在口内试戴赝复体，如果自凝塑料形成的倒凹影响就位，可少量多次打磨，使赝复体能顺利就位又有足够的固位力

五、检查封闭情况

良好的口鼻腔封闭，能显著改善患者的进食、发音，是上颌中空赝复体必须达到的功能。患者在戴上上颌中空赝复体的即刻，发音的情况就会有明显改善。当然要达到接近正常的语音，还需要患者练习一段时间。戴上上颌中空赝复体后，进食固体食物一般也不会有问题，不会再进入鼻腔。比较常见的问题是喝水或进食流体食物时，会有鼻腔的渗漏。可能原因是在赝复体调整就位时，磨改基托边缘过多所致。可以用流动性较好的

印模材料放置在基托组织面，口内就位，材料凝固后取下，检查基托边缘封闭情况。封闭不良的区域，可用自凝塑料在口内直接加衬封闭。

六、检查面型

上颌中空赝复体戴入后，应当对患者的口唇部有足够支撑，改善外观。可检查患者闭唇、微笑状态下口唇部的形态和丰满度（图 2-39）。如果唇部支撑不足，可以在基托唇侧添加自凝塑料。需要注意的是，基托唇侧加厚，赝复体受到的肌肉力量也会加大，要考虑美观性与稳定性的平衡。另外，上颌骨缺损时也会伴有软组织的缺损，内部软组织缺损较多时，单靠上颌中空赝复体是无法完全恢复面部外形的。

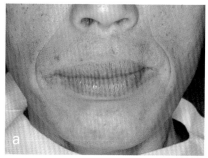

图 2-39 修复前后口唇部外形对比

a. 修复前。可见患者左侧唇部塌陷，口角歪斜

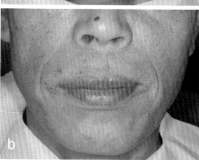

b. 上颌中空赝复体戴入后，左侧唇部丰满度恢复，口角歪斜有明显改善

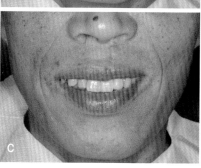

c. 微笑时，两侧口角对称，牙列弧度自然

医嘱和注意事项

1. 与普通活动义齿不同，上颌中空赝复体一般在夜间也要继续佩戴。一方面是避免软组织收缩变化导致赝复体不能就位，另一方面赝复体戴入后封闭口鼻腔，有利于鼻腔发挥过滤、湿润和加温功能，避免空气直接抵达咽喉部。

2. 上颌中空赝复体的清洁方法与普通活动义齿相同，但因佩戴时间长，对赝复体的清洁更显重要。除了加强对赝复体的清洁外，还要指导患者用棉签、生理盐水清洁口腔内创面，避免食物残渣、分泌物附着。

3. 患者使用上颌中空赝复体一段时间后，基本能达到正常语音。如果持续出现鼻音过重的现象，可能是阻塞器部分过高，占据了过多鼻腔空间。可以调磨阻塞器近中侧壁，并降低近中高度，改善气流通道。

4. 黏膜压痛是比较常出现的问题，需要仔细寻找压痛点，耐心调改。赝复体不能就位的情况也可能会出现。通常是患者由于各种原因，一段时间内没有佩戴。通过调改使赝复体就位后，要再次检查封闭性是否破坏。

上颌骨切除术腭护板修复的操作规范

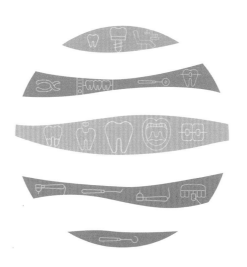

对于需行上颌骨切除的患者来说，术后口鼻腔的穿通，给患者的发音、进食带来了极大的不便，也直接影响术后的恢复。腭护板的主要作用是分隔口鼻腔、固定手术敷料、保护创面。相较于上颌中空赝复体而言，腭护板体积较小、制作相对简单。腭护板的修复，需要在手术前取印模并完成制作，手术后能尽快戴入。

第一节

术前制作腭护板

在患者确定手术方案后，即可进行印模制取。修复医生需充分了解患者手术切除的范围和切除的牙位数。尤其是切除的牙位，一定要与外科医生反复确认，否则腭护板大小与切口不符，术后无法顺利戴用。

一、取模前口腔检查

首先检查颜面部，重点是张口度。虽然大部分术前的患者没有张口受限的情况，但一些肿瘤的发展引起关节强直、肌肉挛缩，也会有张口受限。张口度在 2 指及以上，一般不会影响取模。若张口度不足 1 指，印模制取很困难。

口内检查与常规修复相似，检查拟定术后余留牙的

牙体情况、牙周情况，上下牙的咬合情况，口腔黏膜情况（图3-1）。牙体和牙周情况决定了余留牙能否作为腭护板的基牙，若有异常情况需及时治疗再制取印模。但是因为床位时间、手术日期的限制，患者通常没有足够的时间完成牙体治疗和牙周治疗。我们在进行腭护板修复时常常需要妥协，优化设计，避免加重患者已有的口腔问题。

图3-1　术前口腔情况

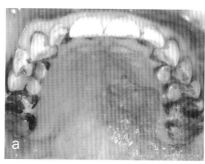

a.病例1，左上颌骨肿瘤，主要位于硬腭，溃疡型。14牙远中邻𬌗面缺损

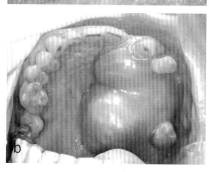

b.病例2，左上颌骨肿瘤，已超过中线，增生型。17牙远中邻𬌗面缺损，22、25~27牙缺失，23、24、28牙移位

二、卡环固位体的设计

腭护板通常都是由卡环提供固位力的。设计卡环时有两个原则，一是卡环尽量分散，二是尽量利用天然间隙。腭护板的面积较大，尽量分散的卡环，有助于稳定和减少基牙受力。设计卡环位置时还要尽量利用天然间隙，减少牙体预备量。患者余留的天然牙在术后要承担咬合功能、赝复体基牙功能，健康的牙齿才能更长久的发挥功能。

三、印模的制取

完成卡环设计并进行必要的牙体预备后，选择大小合适的成品托盘进行印模制取。这一步与常规活动义齿修复取模没有明显区别。需要注意的是印模范围要包括手术切除的边界。通过加蜡，延长托盘后缘，加高托盘边缘，通常可以顺利制取完整印模。

四、模型的修整

模型修整是腭护板修复过程中特殊而又重要的一步。因为是术前取模，模型修整的范围和深度直接决定了腭护板的大小和形态，因此修复医生需要充分了解肿瘤的性质、手术切除的范围和深度。模型修整有两种方式。一种是灌制石膏模型后，通过机器打磨和雕刀雕刻，去除模型上将要手术切除的部分。在病损范围局

限，切除部位不大的病例中，可以采用这种方式（图3-2a）。另一种是制取藻酸盐印模后，再次调拌适量藻酸盐材料，将印模中相应的部分用藻酸盐材料覆盖，获得的石膏模型只需要少量修整。这种方式适用于肿瘤体积较大、切除范围广泛的病例（图3-2b）。

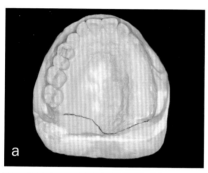

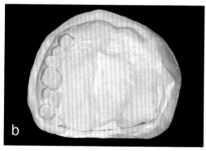

图3-2　模型修整

a.病例1，本病例切除范围至22牙远中。灌制模型后使用石膏修整机，磨除23~27牙和部分牙槽嵴。在模型后缘标注腭护板边缘。因病损范围较小，模型修整时要相对克制，避免后期无法戴入

b.病例2，本病例切除范围至13牙近中。因病损体积大，制取印模后用藻酸盐材料填补病损区域，再灌制石膏模型

五、腭护板的加工

模型修整完成并做好设计后，即可进行腭护板的加工。加工工艺过程与常规活动义齿无区别。相较于常规

活动义齿，腭护板的卡环数量相对较多（图3-3）。腭护板通常不排列人工牙。因患者术后张口度小，排列人工牙会增加戴入的难度，且会增加腭护板重量，加重基牙负担。

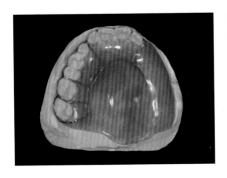

图 3-3　制作完成的腭护板

病例 1 的腭护板，卡环 设 计 于 13、15、16、17、22 牙。14 牙因远中邻𬌗面缺损，未放置卡环

第二节

术后即刻戴用

　　腭护板的使用可以分为两种：即刻戴用和延期戴用。在完成手术后即刻将腭护板戴入，可以保护创面、压迫敷料止血。该操作需要外科医生在手术时填塞敷料后立即戴入腭护板。但这一操作存在一些困难。上颌骨切除术后出血较多，需要敷料有足够的压迫力。而腭护板依靠健侧基牙固位，在患侧不能对敷料形成足够的压

迫效果。另外，当上颌骨切除范围较大时，腭护板可利用的基牙少，腭护板的稳定性通常都不够。因此，外科医生更多的会选择敷料反包扎固定来压迫创面止血，足量的反包扎敷料使得腭护板不能就位，因此腭护板能否即刻戴用要根据具体情况来选择。

第三节

术后延期戴用——利用腭护板制作过渡性赝复体

腭护板延期戴用的时期，一般是术后 7~10 天，拆除了口内的敷料和缝线，患者有了一定的张口度。利用术前制作的腭护板，通过再次取模和添加材料，可以达到封闭口鼻腔，改善发音和进食的效果，有利于患者的术后恢复。根据手术切除范围的大小，制作过渡性赝复体的方法略有差异。以下通过 2 个病例来分别说明两种制作方法。

一、手术切除范围较局限的情况——病例 1

1. 利用腭护板制取缺损腔边缘印模

术前制作的腭护板形态与术后创面通常都有差异，不能达到封闭的效果，需要进行材料的添加。由于患者

刚刚拆线，创面黏膜仍然处于脆弱易出血的状态，直接在口内进行材料添加是不明智的做法。利用术前腭护板和少量藻酸盐材料，制取缺损腔边缘的形态，在口外进行材料添加，是一种更容易操作的方法。

在患者口内试戴腭护板（图 3-4），根据缺损腔的范围，在腭护板相应边缘加蜡，使其完全覆盖缺损腔（图 3-5）。调拌适量藻酸盐材料，置于腭护板组织面，制取出缺损腔边缘的形态。由于此时患者张口度较小，创面还处于不断改建变化中，腭护板只需要边缘封闭即可，取模时不需要制取出缺损腔完整的形态（图 3-6）。

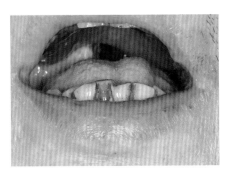

图 3-4 腭护板在口内就位

患者术后 7 天，已拆线，张口度不足 2 指。腭护板能完全就位，可见腭护板后缘不能完全覆盖缺损腔

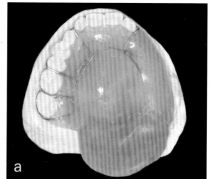

图 3-5 腭护板加蜡

a.根据腭护板在口内覆盖缺损腔的情况，在腭护板后缘相应的部位加蜡，延长后缘。使用双层蜡片添加，使之具有一定的强度，取模时不易变形

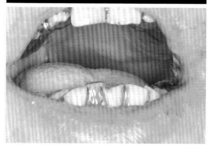

b.将加蜡后的腭护板在口内就位，检查缺损腔覆盖情况，可调整加蜡的范围、长度和蜡片的曲度，使之适合缺损腔形态

图 3-6 制取印模

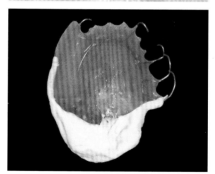

患者的腭护板在口腔前部较为贴合，对缺损腔前缘覆盖好，因此主要制取缺损腔后缘形态。取模时放到口内的印模材料要适量，避免过多藻酸盐材料进入缺损腔倒凹后无法顺利取出

2. 灌制局部石膏模型

将带有藻酸盐印模材料的腭护板小心放回模型上，

检查腭护板是否能完全就位（图3-7）。如果印模材料有阻挡，只要不是后缘封闭区的印模材料，都可以修整去除。调拌石膏，将模型后缘的印模材料覆盖(图3-8)。

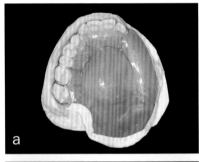

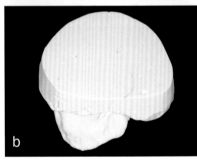

图3-7 取模后腭护板在模型上就位

a.骀面。术前模型修整范围较小，口内实际缺损腔较大，腭护板在口内就位很顺利。取模后，带有藻酸盐材料的腭护板就位时，要小心石膏模型与印模材料的干扰

b.底面。添加的印模材料主要位于模型后方。取模后带有印模材料的腭护板能在模型上完全就位，不会出现印模材料被模型挤压变形的情况

图 3-8　灌制石膏

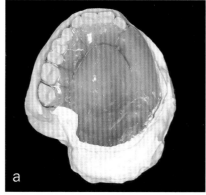

a.调拌石膏，将模型后方的印模材料全覆盖。注意石膏要将印模材料的边缘适当包裹，形成明显的边缘转折线

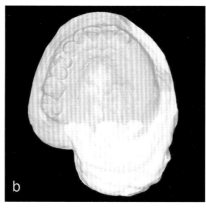

b.取下腭护板，可见后缘石膏形成的边缘转折线，指示了自凝塑料的填塞范围

3. 塑料成型、打磨抛光

待石膏凝固后，去除腭护板上的印模材料，调拌自凝塑料进行添加（图 3-9 至图 3-11）。这种方式适用于添加材料不多，需要覆盖的缺损腔范围比较局限的情况。这种方式只在腭护板后缘添加材料，形成边缘封闭。腭护板的前份，虽然覆盖了缺损腔，但与缺损腔黏

膜并没有达到完全接触。前份的封闭效果主要来源于唇颊黏膜对腭护板边缘的覆盖包裹。

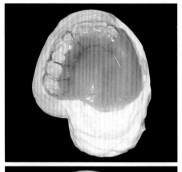

图 3-9　腭护板复位

将腭护板上的印模材料去除干净，复位于模型上

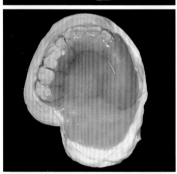

图 3-10　自凝塑料成型

模型上涂布分离剂，腭护板后缘用单体浸润，将调拌好的自凝塑料放置在模型增加区域，固化

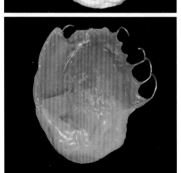

图 3-11　打磨抛光

自凝塑料完全固化后，取下过渡性赝复体，修整粗糙边缘，抛光

二、手术切除范围较广泛的情况——病例 2

1. 利用腭护板制取缺损腔边缘印模

当手术范围大时，腭护板与术后缺损腔之间有较大差异，需要添加修补的范围广，可采用第二种方式进行腭护板的灌模和成型（图 3-12）。首先在口内试戴腭护板。因为切除范围广，口唇部软组织缺损较多，腭护板就位后可能受到唇颊部较大的张力，导致固位不良。可以调磨腭护板边缘，减小软组织张力。腭护板后缘如果不能覆盖缺损腔，可以加蜡延长（图 3-13）。

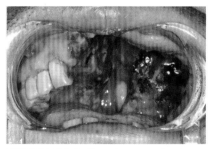

图 3-12 术后口内情况

患者术后第 10 天。原有病变范围大，术后缺损腔大，黏膜脆弱易出血。张口度不足 2 指

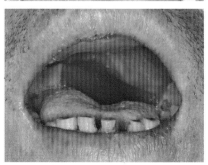

图 3-13 腭护板加蜡

因缺损腔大，患者唇颊部黏膜变形收缩，腭护板就位时磨短了唇颊侧边缘。后缘不能完全覆盖缺损腔，通过加蜡延长，覆盖缺损腔

利用调磨后的腭护板在口内制取缺损腔边缘的印模。将调拌好的印模材料放置在腭护板的边缘处，放入口内就位。印模材料在腭护板边缘要有足够的高度，制取出唇颊软组织形态，使唇颊软组织与过渡性赝复体的边缘贴合包裹，形成一定的封闭效果。缺损腔内部的形态一般不制取印模，因为此时患者的张口度小，过渡性赝复体恢复缺损腔形态后可能无法戴入（图 3-14）。

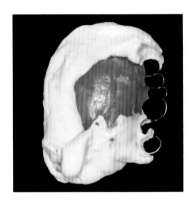

图 3-14 腭护板制取缺损腔边缘印模

由于腭护板唇颊边缘已经磨短，不能形成边缘封闭，取模时需要将印模材料放置在腭护板除了卡环外的所有边缘

2. 围模灌制法获得石膏模型

制取缺损腔边缘印模后，腭护板已经不能在原有的石膏模型上复位。此时可以采用围模灌注法，灌注一个新的模型（图 3-15）。可以利用红蜡片，包围在腭护板的周围。在灌制石膏之前，要用棉花填塞卡环部位，避免石膏凝固后腭护板不能从模型上取下来（图 3-16）。

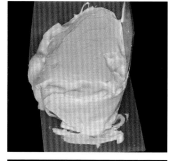

图 3-15　围模法灌制石膏模型

因为印模制取范围大，腭护板已经不能在原有模型上就位。利用红蜡片包围腭护板，采用围模灌注法获得新的模型

图 3-16　去除围模蜡片

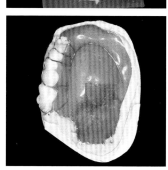

去除围模蜡片后，修整石膏模型边缘。注意灌注石膏前，要用棉花填塞腭护板上的卡环，便于腭护板顺利从模型上取下

3. 塑料成型、打磨抛光

取下腭护板，去除上面的印模材料和蜡片。检查石膏模型。在取模过程中部分印模材料可能进入缺损腔倒凹，模型上如果存在明显倒凹，需要用蜡填除，但可保留少量倒凹帮助过渡性赝复体固位（图 3-17）。检查腭护板能否在模型上复位，此时的腭护板依靠腭顶部分与模型贴合（图 3-18）。模型上涂分离剂，腭护板边缘涂布单体，然后调拌自凝塑料，在模型上添加腭护板的边缘（图 3-19）。

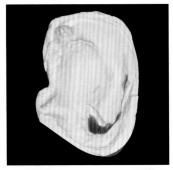

图 3-17 石膏模型填倒凹

由于填塞了棉花,模型上牙列部位未灌注,腭护板可顺利取下。模型上缺损腔后方有明显倒凹,填蜡去除大部分倒凹,仅保留少量倒凹,为过渡性赝复体提供部分固位力

图 3-18 腭护板复位

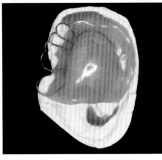

去除印模材料和蜡片后,依靠腭顶区域的贴合,腭护板可以稳定复位

图 3-19 过渡性赝复体成型

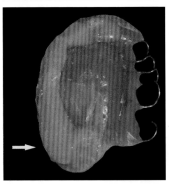

在模型上沿着腭护板边缘填塞自凝塑料,凝固后取下,抛光粗糙表面。注意在远中颊侧边缘,部分自凝塑料形成倒凹区(箭头处),其作用是协助过渡性赝复体固位。修整外形时不要去除这部分倒凹

三、戴入过渡性赝复体

在戴入前，打磨过渡性赝复体过厚部分，减轻重量。患者在这个阶段张口度普遍不大，过厚的赝复体戴入和取出较为困难。与缺损腔边缘接触的塑料部分起到封闭作用，一般不调磨。进入缺损腔倒凹的塑料有辅助固位的作用，如果取戴时没有明显疼痛，尽量保留（图3-20）。

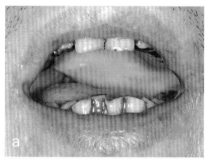

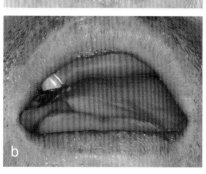

图3-20　过渡性赝复体戴入

a.病例1戴入过渡性赝复体，因余留牙较多，过渡性赝复体稳定性较好，腭咽封闭效果较好

b.病例2戴入过渡性赝复体。患者切除范围大，余留牙少。虽然过渡性赝复体还利用了少量软组织倒凹固位，但稳定性和腭咽封闭效果仍然不及病例1

由于过渡性赝复体戴入的时间一般在术后1周，患者术区会经历瘢痕组织的收缩、硬化，随后又出现软

化、松解。因此过渡性赝复体需要反复数次的复诊修改，在出现压痛时要调磨压痛点，在边缘封闭不良时要添加材料进行重衬。一般在术后 3 个月左右，可以开始进行上颌中空赝复体的修复了。

第四章

翼状导板修复的操作规范

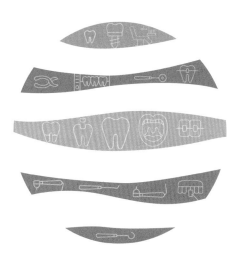

翼状导板的作用是在下颌骨单侧或局部切除后，限制下颌骨的移位，使上下颌牙列的咬合关系维持在原有状态。下颌骨作为活动骨，截断切除后依靠修复体很难恢复功能。随着植骨技术的发展，目前下颌骨切除后同期植骨已经普遍开展。虽然植骨后下颌骨保持了连续性，但术后瘢痕挛缩、软组织张力等因素仍然会导致咬合关系改变，因此即使是计划植骨的下颌骨切除术患者，仍然有必要进行翼状导板修复。

第一节

单侧翼状导板修复的操作规范

单侧翼状导板适用于单侧下颌骨全部或部分切除的患者。通过翼板限制健侧下颌骨向缺损侧移位，稳定咬合关系。

一、修复设计

单侧翼状导板一般设计在健侧，上颌或下颌均可。覆盖双尖牙至磨牙区域大约 4 个牙位，以提供充分的对抗力。单侧翼状导板主要依靠间隙卡环和基托进行固位，一个单侧翼状导板通常会设计 3 个间隙卡环（图4-1）。间隙卡环需要跨越基牙𬌗方外展隙，是否预备隙

卡沟，是一个值得商榷的问题。常规义齿修复中，上下颌牙齿咬合后没有天然间隙的情况下，必须要预备隙卡沟，才能使间隙卡环不影响咬合，义齿能正常发挥咀嚼功能。而单侧翼状导板不具备咀嚼功能，在进食时必须摘下，且患者佩戴时间有限，在移植骨块愈合稳定后，即可进行后续修复，不再使用单侧翼状导板。因此，考虑到保护患者健侧基牙的完整性和咀嚼功能，不预备隙卡沟，直接进行单侧翼状导板修复也是可以接受的（图4-2）。

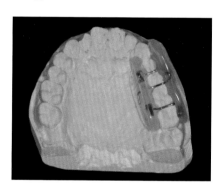

图4-1 单侧翼状导板

该翼状导板位于上颌，覆盖从双尖牙至磨牙共4个牙位，三个固位钢丝通过牙齿𬌗方外展隙连接颊舌侧翼板。为提供更好的稳定力量，颊舌侧均为翼板延伸至下颌牙列颊舌面，限制下颌骨的位移

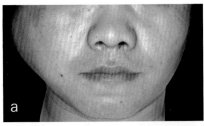

图 4-2

a. 患者术前正面观

右下颌骨包块，累及下颌升支及颞下颌关节，面部明显不对称

b. 术前口内健侧咬合情况

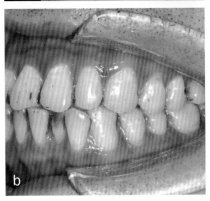

由于巨大包块的影响，累及颞下颌关节，口内咬合已有些许改变，前牙已脱离接触。双尖牙和磨牙咬合关系尚可，没有足够的隙卡间隙。考虑到患者后期咀嚼功能主要依靠健侧的后牙，选择不制备隙卡沟，直接制取印模

二、术前取模

单侧翼状导板需要在术前取模，术后及时戴入。考虑到制作周期，一般在手术日前 1 周取模，至少在手术日前 1 天为患者进行试戴。制取印模的过程无特殊，遵照可摘局部义齿取模的标准。部分患者可能存在张口度受限的情况，取模较为困难。因为翼状导板主要覆盖牙冠部分，如果遇到张口度不足的患者，可以适当降低托盘高度，制取的印模保证牙冠的完整性即可。如果患者

咬合关系不稳定，需要制取咬合记录。

三、单侧翼状导板的制作和术前戴入

单侧翼状导板要利用翼板延伸至对颌牙齿，限制健侧下颌骨向缺损侧移位，有四种不同的制作形式。第一种是翼状导板位于上颌，利用上颌双侧后牙固位，健侧的舌侧翼板向下延伸，与下颌牙冠舌侧紧密接触（图4-3a）。这种单侧翼状导板的稳定性最好，能提供足够的对抗力。当下颌已经发生偏斜时，可用这种翼状导板帮助下颌逐渐复位。当下颌偏斜明显时，延伸的翼板与上颌基托之间可以采用钢丝连接，通过调整翼板角度让下颌逐渐复位，这是第二种形式，可调式上颌单侧翼状导板（图4-3b）。第三种形式是单侧翼状导板位于健侧下颌，颊侧翼板向上延伸，与上颌牙冠颊侧紧密接触（图4-3c）。这种形式的翼状导板体积小巧，但稳定性稍显不足。第四种是颊舌侧翼板包裹上下颌牙列的形式，卡环起到连接颊舌侧翼板、提供弹性的作用，固位力来源于塑料翼板进入少量基牙倒凹，以及塑料翼板与牙面之间的摩擦力（图4-3d）。这种形式的翼状导板体积不大，稳定性也较好，但不适用于上下颌牙列已经明显错位咬合的情况。一般在下颌骨截断手术前制作的翼状导板，多可采用这种形式。翼板可采用透明塑料制作，操作简单，容易调改。金属翼板虽然更薄，但加工精度要求高，调改困难，且不美观。

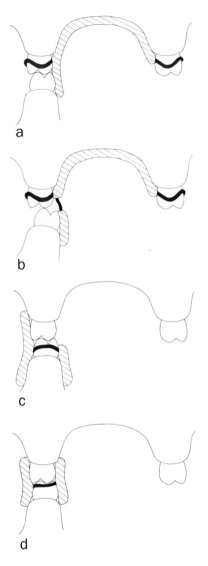

图 4-3 单侧翼状导板示意图

a. 上颌单侧翼状导板。利用双侧上颌后牙固位，腭板提供稳定。健侧翼板延伸至下颌牙冠舌侧，阻挡下颌向缺损侧偏斜

b. 可调式上颌单侧翼状导板。当下颌余留骨段已经发生明显偏斜，咬合错位时，可将翼板与上颌基托之间用钢丝连接，通过不断复诊调整钢丝角度，逐渐引导下颌复位

c. 下颌单侧翼状导板。导板位于下颌健侧后牙，颊侧翼板延伸至上颌牙冠颊侧。小巧舒适，稳定性欠佳

d. 单侧翼状导板。翼板覆盖健侧上下颌牙冠的颊舌侧。稳定性较好，但不适用于咬合明显错位的情况

戴入单侧翼状导板时，先将翼状导板在牙列上就位，检查间隙卡环是否与基牙殆方外展隙贴合。如果就位不良，可以适当调磨翼状导板与基牙颊舌侧轴面的接触区。因为轴面的接触为单侧翼状导板提供了固位力，所以调磨一定要准确，避免大面积调磨后翼状导板固位和稳定性下降。翼状导板在牙列上就位后，让患者自然咬合，对颌牙列会沿着翼状导板滑入，锁定上下颌咬合关系。翼状导板伸展至对颌与牙列接触的翼板部分，由于不进入基牙倒凹，通常不需要调磨即可完全就位。在没有预备隙卡沟的情况下，患者上下颌牙列不能达到完全的咬合接触状态，但中线位置不会发生变化（图4-4，图4-5）。

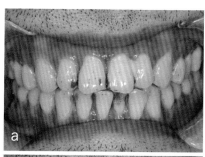

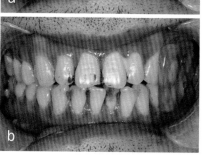

图4-4 单侧翼状导板戴入

由于没有在基牙上制备隙卡沟，导板戴入后上下前牙原有的间隙增大了。但下颌仍然保持在稳定的位置关系上

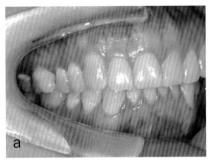

图4-5 单侧翼状导板戴入前后对比

a. 患者左下颌包块待切除。术前口内咬合紧,无天然空间

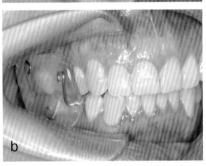

b. 因患者为年轻女性,为保持牙列的完整性和后期咬合功能,未预备隙卡沟。单侧翼状导板戴入后,咬合升高,前牙中线关系未改变

四、医嘱和注意事项

教会患者摘戴单侧翼状导板。除了常规的清洁保养注意事项和口腔卫生宣教外,一定要叮嘱患者术后坚持佩戴,包括夜间,进食时需取下导板。一般下颌植骨术后3个月,移植骨段基本愈合,即可进行种植修复或活动修复。缺损区修复完成后,可以不再使用翼状导板。

双侧翼状导板修复的操作规范

双侧翼状导板适用于下颌骨前牙区的切除和缺损。下颌骨的连续性破坏后，双侧后牙区的余留骨段会向中线偏斜移位，这时可使用双侧翼状导板稳定下颌双侧后牙区。

一、修复设计

双侧翼状导板设计在上颌，利用上颌双侧后牙固位，上腭基托提供稳定。两侧舌侧翼板向下延伸至下颌后牙牙冠舌侧，一般覆盖双尖牙至磨牙区域。间隙卡环尽量利用天然咬合间隙进行设计。如果没有足够的间隙，也可以不进行隙卡沟的预备。虽然这样戴入双侧翼状导板后咬合会升高，但不会影响下颌骨位置的稳定。

二、术前取模

与单侧翼状导板一样，双侧翼状导板也需要在术前取模，术后及时戴入。对印模的要求遵照可摘局部义齿印模的标准。咬合关系不稳定时，需制取咬合记录。

三、双侧翼状导板的制作和术前戴入

双侧翼状导板可分为固定翼板和可调翼板两种形式。固定翼板适用于咬合关系无明显错位的患者，一般下颌骨切除术前的患者均可制作这种双侧翼状导板（图4-6 a）。可调式的双侧翼状导板类似于图4-3b的单侧翼状导板，翼板与基托之间用钢丝连接。可调翼板一般用于下颌骨截断术后的延期修复。根据两侧下颌骨错位情况，可以是双侧翼板均为可调式，也可以是一侧翼板固定，一侧翼板可调（图4-6 b）。

双侧翼状导板的戴入与单侧翼状导板相同，注意翼板与牙冠的接触面积要足够大。没有预备隙卡沟时，戴入双侧翼状导板后咬合会升高，但下颌骨不应当发生偏斜。

四、医嘱和注意事项

同单侧翼状导板。

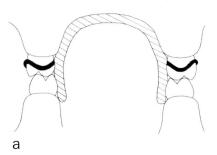

图 4-6　双侧翼状导
板示意图

a. 固定翼板式双侧翼状
导板

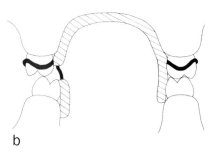

b. 可调翼板式双侧翼
状导板。根据下颌骨错
位情况不同，一侧为固
定翼板，一侧为可调
翼板

第五章

囊肿引流器
操作规范

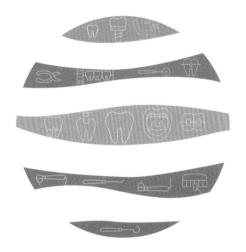

颌骨囊肿可发生于上下颌骨的任何部位。在囊肿范围较大时，为了尽量保存颌骨的完整性，一般会采用颌骨囊肿开窗术。颌骨囊肿开窗术后，需要在一段时间内保持窗口的开放，才能有效地引流囊液、减轻囊肿内部压力，进而使囊腔缩小。这个过程通常要持续1年以上。囊腔内填塞碘仿纱条，是囊肿开窗术后常用的一种方式，借助碘仿纱条阻挡口腔黏膜，避免开窗口过早闭合。但是碘仿纱条不能长期填塞，需要每月更换，对患者不够方便。并且碘仿纱条在口腔内有异味，部分患者不能适应。使用囊肿引流器，可以避免异味，免除更换纱条的不变。位于美学区域的囊肿引流器，还可以恢复缺失的牙齿，帮助发音和美观。一般在囊肿开窗术后1月，即可进行囊肿引流器的修复。

囊肿引流器的设计

囊肿引流器出现过多种设计形式，大致可分为两种类型：义齿型引流器和引流塞（图5-1）。两种类型各有优缺点及适应证，在临床上要根据患者的具体情况进行选择。

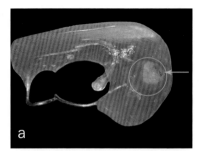

图 5-1 囊肿引流器

a. 义齿型囊肿引流器的组织面。由卡环、支托、基托和阻塞器组成。绿色圆圈处为阻塞器，伸入囊肿开窗口，其中间有引流管道（蓝色箭头所指）

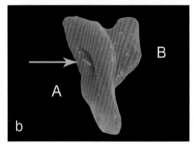

b. 引流塞的侧面。A 为基托面，覆盖囊肿开窗口及周围黏膜。B 为阻塞器，伸入囊肿开窗口内。蓝色箭头所指为引流管道的开口

一、义齿型引流器

1. 组成形式

义齿型引流器由卡环、基托、阻塞器组成，视情况可能还有人工牙和支托（图 5-1a）。引流器依靠卡环固位，基托伸展覆盖囊肿开窗口，组织面突起形成阻塞器，伸入开窗口内，支撑窗口轮廓避免软组织生长导致窗口闭合。阻塞器伸入囊腔的长度，应当超过开窗口周围软硬组织壁的厚度，但也不宜过长。阻塞器太短，不能有效维持开窗口形态；太长，则引流器就位困难。阻塞器中空形成通道，有助于囊腔内液体流出。中空通道

可以由树脂构成，也可以预埋金属管。金属管更易于清洗。如果患者有缺失牙，可利用义齿型引流器同期修复缺失牙。

2. 优缺点

义齿型引流器设计和操作流程与活动义齿相似，修复医师操作易于上手，简单便利。卡环设计得当时，引流器能具有良好的固位力。对于前牙美学区域的囊肿开窗伴牙齿缺失患者，同期修复缺失牙，可解决部分美观和发音问题。后牙区囊肿开窗伴牙齿缺失时，义齿型引流器可以维持缺牙间隙，避免邻牙倾斜、对𬌗牙伸长。但是当开窗口位置距离基牙较远时，引流器的体积会较大，异物感强烈。

3. 适用情况

在囊肿开窗的同时一并拔除了受累及的牙齿，这种情况最适合使用义齿型引流器。如果没有牙齿缺失，则要根据开窗口的位置酌情考虑。因为引流器的阻塞器部分要进入开窗口，设计时需要考虑卡环基托的就位方向与阻塞器的就位方向是否一致。当开窗口位于牙槽嵴顶、上腭、下颌后牙区远中或颊侧，一般都可以使用义齿型引流器（图 5-2a）。若开窗口位于上前牙唇侧或下前牙唇侧，则因就位道的限制、卡环设计的限制，不适宜义齿型引流器（图 5-2b）。

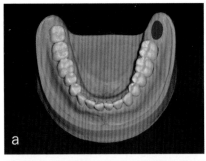

图 5-2　囊肿开窗口位置示意图

a.囊肿开窗口位于牙槽嵴顶或颊侧，累及牙齿已拔除，适宜义齿型引流器修复

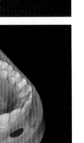

b.囊肿开窗口位于牙槽嵴颊侧根方，无相邻牙齿缺失，义齿型引流器就位困难，可选择引流塞修复

二、引流塞

1. 组成形式

引流塞体积小巧，位于囊肿开窗口内，与义齿型引流器的阻塞器部分相当。引流塞内部为中空管道，可以引流囊液。外表面为弹性材料，依靠材料的弹性与黏膜紧密贴合而固位。为避免引流塞落入囊腔内，引流塞外表面可以少量覆盖开窗口周围黏膜（图 5-1b）。

2. 优缺点

引流塞的优点是异物感较小，佩戴方便。存在的主

要缺点是材料老化和清洁问题。因为引流塞需要与黏膜紧密贴合，其表面通常采用弹性材料制作，比如软衬硅橡胶类的材料。弹性材料随时间会逐渐老化，需要定期更换。且软衬材料表面更易黏附微生物，对于囊肿开窗术后的患者有一定的感染风险。同时，由于体积较小，在引流塞固位力下降时，有误吞误咽的风险。

3. 适用情况

当囊肿开窗术的窗口位置远离牙列，不适宜设计义齿型引流器时，引流塞是更好的选择。如图 5-2b 所示，下前牙区的囊肿，开窗口位置低，牙槽嵴唇侧存在倒凹。如果设计义齿型引流器，则引流器体积过大，影响美观，舒适性差，且引流器佩戴困难。设计引流塞，可以很好地解决上述问题。

第二节

义齿型引流器的操作规范

一、基牙预备

伴有牙齿缺失时，按照活动义齿的修复原则在相邻基牙上预备支托凹、隙卡沟（图 5-3）。没有牙齿缺失时，囊肿开窗口一般都位于基牙颊侧，可以在邻近开窗

口的基牙殆方外展隙预备隙卡沟，弯制舌侧固位的间隙卡环或是邻间钩来提供固位力。

图 5-3　基牙预备

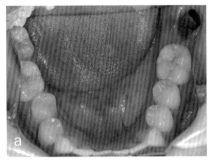

a. 47 牙缺失，囊肿开窗口位于牙槽嵴顶，在 46 牙远中边缘嵴处预备支托凹，44、45 牙殆方外展隙预备隙卡沟

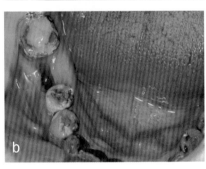

b. 36 牙缺失，囊肿开窗口位于牙槽嵴顶，在 35 牙远中边缘嵴、37 牙近中边缘嵴预备支托凹

二、印模制取

在制取印模时，一般采用藻酸盐印模材料。除了活动义齿印模制取的要求外，要特别注意囊肿开窗口形态的制取。印模材料要完整清晰地复制开窗口轮廓，以及开窗口周围软硬组织壁的厚度（图 5-4）。取模时要避免印模材料过多流入囊腔内发生折断。可以采取的措施

有两种：一是注意印模材料调拌的水粉比和取模时机，使印模材料在取模时具有足够的黏稠度，避免印模材料因流动性太大而过多进入囊腔；二是针对较大的囊腔，可以用碘仿纱条向囊腔内部填塞，填塞后纱条与口腔黏膜之间留出约 1cm 的印模材料空间，确保纱条没有遮挡开窗口组织壁（图 5-5）。在印模材料凝固后取下时，要注意控制速度和力度，避免过快过猛使印模材料折断。灌制石膏模型时，要注意囊肿开窗的位置石膏底座的厚度足够（图 5-6）。

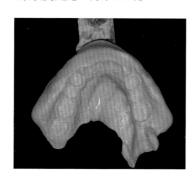

图 5-4　藻酸盐材料制取印模

采用藻酸盐材料制取印模，印模需复制出囊肿开窗口的外形轮廓，并深入开窗口内 1cm 左右

图 5-5　填塞纱条示意图

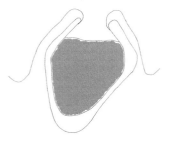

为了防止取模时印模材料流入囊腔过多，可以在取模前用碘仿纱条填塞较大的囊腔。填塞的纱条不能遮挡开窗口组织壁，并留出约 1cm 的印模材料空间

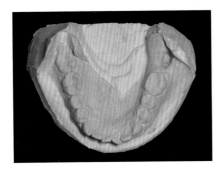

图5-6 灌制石膏模型

模型的囊肿开窗口处，石膏底座要有足够的厚度，避免石膏过薄断裂

三、义齿型引流器的戴入和医嘱

在戴入引流器之前，要先检查阻塞器中空管道是否通畅。戴入时注意阻塞器部分与引流器整体的就位道方向是否一致。一般在伴有牙齿缺失的患者，开窗口位于或接近牙槽嵴顶，阻塞器与整体的就位道一致，比较容易戴入。如果没有牙齿缺失的患者，开窗口常常位于牙槽嵴侧面，需要旋转就位。阻塞器部分不宜过长，以能支撑开窗口组织壁厚度为界（图5-7，图5-8）。

义齿型引流器戴入后，常规检查咬合，隙卡、支托等部件不能成为咬合高点。人工牙与对颌牙建立轻接触的咬合关系。戴用后的医嘱，与常规活动义齿有几点不同：一是义齿型引流器夜间仍需要佩戴，不能摘下；二是患者要冲洗引流器中空管道，避免堵塞；三是患者要每天用生理盐水冲洗囊腔，这样有助于囊腔的缩小愈合。

89

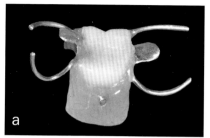

图5-7 义齿型引流器的戴入－例1

a. 46牙缺失，义齿型引流器颊𬌗面，可见引流管开口位于颊侧基托，未在𬌗面开口是为了避免进食时食物残渣落入堵塞引流管

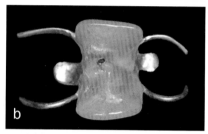

b. 义齿型引流器组织面，组织面突起形成阻塞器进入囊肿开窗口

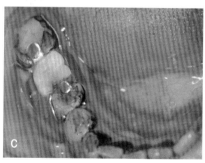

c. 义齿型引流器戴入后

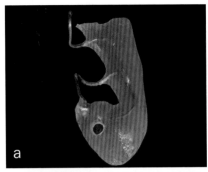

图 5-8 义齿型引流器的戴入 – 例 2

a. 47 牙缺失，义齿型引流器组织面，可见阻塞器及引流管

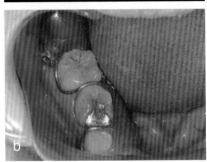

b. 义齿型引流器戴入，引流管开口位于颊侧基托。本例为游离端缺失，为避免引流器下沉压迫开窗口，故未设计人工牙

第三节

引流塞的操作规范

一、印模制取

引流塞位于囊肿开窗口内，其印模只需要再现囊肿开窗口的形态和窗口组织壁的厚度。取模时有两种方

式。一种是常规印模法，使用藻酸盐材料和普通托盘，与义齿型囊肿引流器的取模步骤相同。如果囊肿开窗口的位置远离牙列，常规法取模时进入开窗口的印模材料容易断裂，可以采用第二种方法，制取局部印模（图5-9）。使用重体硅橡胶，捏成伞状，"伞柄"部分进入囊肿开窗口，"伞面"部分覆盖在开窗口周围黏膜和邻牙上。覆盖在邻牙𬌗面上的重体硅橡胶，有助于在使用轻体硅橡胶二次取模时指示就位。如果开窗口位于唇颊侧，无牙齿缺失，则重体硅橡胶要覆盖在邻近牙齿的唇颊面，利用牙体硬组织指示就位。待固化后取下，修整"伞柄"部分，使其直径比囊肿开窗口略小 1~2mm，长度要超过开窗口组织壁的厚度。再把轻体硅橡胶涂抹在重体硅橡胶表面，制取出囊肿开窗口的精细印模。然后使用围模灌注法，灌制石膏模型。

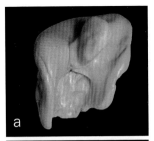

图 5-9 制取囊肿开窗口的局部印模和模型

a. 捏制重体硅橡胶，放置于囊肿开窗口，轻轻按压硅橡胶使其进入开窗口内，获得初印模。注意重体硅橡胶要有足够的厚度，避免局部过薄变形。重体硅橡胶要覆盖部分邻牙

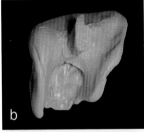

b. 修整重体硅橡胶进入开窗口内的突起，使其长度约 1cm 左右，并在突起周围修整出轻体硅橡胶的空间

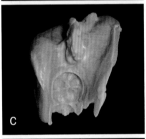

c. 在重体硅橡胶初印模表面涂抹轻体硅橡胶，放入患者口内获得精细印模

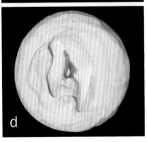

d. 用局部硅橡胶印模灌制石膏模型。图中模型上已经用红蜡填除倒凹，预备进行引流塞的制作

二、引流塞戴入

引流塞采用热凝塑料成型后，返回临床试戴。保留引流塞覆盖于黏膜表面的部分，将进入开窗口的部分打磨 1~2mm，留出软衬硅橡胶的空间。涂布黏接剂后，添加软衬硅橡胶，放入患者口内，待软成硅橡胶固化后取出，修整多余部分（图 5-10a,b）。注意软衬硅橡胶不要堵塞引流管。此时引流塞与黏膜已经贴合，但固位力不足，可在口外添加软衬硅橡胶形成倒凹固位（图 5-10c）。添加软衬硅橡胶的位置，一般在引流塞的末端，避开引流塞与开窗口组织壁接触的区域（图 5-10d）。添加的量要适宜，避免材料过多导致引流塞就位困难。完成的引流塞，在开窗口内要有一定的固位力，避免脱落（图 5-11）。

图 5-10 软衬硅橡胶加衬引流塞

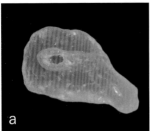

a.加工完成的塑料引流塞,打磨其组织面和阻塞器表面,留出软衬硅橡胶的空间

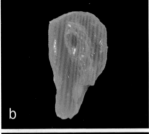

b.引流塞上涂布粘接剂和软衬硅橡胶,放入口内固化,取出后用手术刀修整多余材料

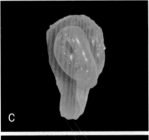

c.在口外,将引流塞的末端添加软衬硅橡胶,使其末端膨大,增强固位力

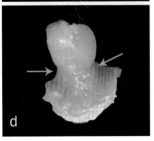

d.从侧面观,引流塞的末端膨大,与囊肿开窗口组织壁形成倒凹。注意在口外添加软衬硅橡胶时,不能放置在引流塞与组织壁接触区域(箭头所指)

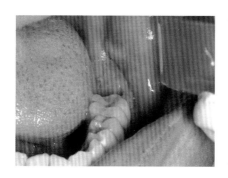

图 5-11 引流塞在口内就位

就位后的引流塞，摘下时需有一定的固位力，其固位力来源于软衬硅橡胶形成的倒凹

三、注意事项

1.引流塞体积小巧，依靠软组织倒凹固位，固位力有限，容易发生误吞误咽的风险。因此需叮嘱患者定期复查，固位力下降时要及时处理。

2.高龄患者自理能力差，口腔不敏感，不建议进行引流塞修复。

3.引流塞使用的软衬硅橡胶材料，性质比较稳定，不容易发生老化，但仍有黏附细菌的风险。可在软衬材料表面涂布封闭剂，减少细菌黏附。同时叮嘱患者保持清洁，预防感染。

4.与义齿型引流器一样，使用引流塞，需要每天冲洗引流管，避免堵塞。同时要冲洗囊腔内部，促进囊腔缩小愈合。

比色照片的拍摄是口腔医师需要掌握的基本技术，一方面可以为修复体颜色选择提供参考，另一方面可以为日常交流学习带来很多便利。其中涉及到的摄影技巧并不复杂，只要拥有必需的基本摄影器材和辅助工具，掌握基本的摄影技能和相应的拍摄要求以及勤加练习，一般都可以拍摄出规范的比色照片。此外，掌握简单的图像后期处理技巧，往往能使我们的照片增光添彩。总之，和其他类型的摄影艺术一样，比色照片拍摄需要摄影者大量的操作实践和及时的经验总结，同时需要对助手进行一定的培训，拍摄出的影像质量才能得到不断提高。

参考文献

［1］赵铱民. 口腔修复学［M］. 8 版. 北京：人民卫生出版社，2020.

［2］于海洋. 口腔固定修复学［M］. 北京：人民卫生出版社，2016.

［3］万乾炳. 全瓷修复技术［M］. 2 版. 北京：人民卫生出版社，2021.

［4］王剑. 牙周与修复联合治疗——从理论到临床［M］. 成都：四川大学出版社，2020.

［5］张新媛. 口腔比色方法的研究［D］. 北京协和医学院，2013.

［6］［美］Stephen Chu，等. 口腔美学比色［M］. 郭航，刘峰，译. 西安：人民军医出版社，2008.

［7］于海洋. 口腔微距摄影速成［M］. 北京：人民卫生出版社，2014.

［8］熊谷崇，熊谷子，铃木升一. 新口腔摄影方法与技巧［M］. 沈阳：辽宁科学技术出版社，2010.

［9］刘峰. 口腔数码摄影［M］. 北京：人民卫生出版社，2011.

［10］陈立，谭建国. 一步一步做好口腔美学修复临床比色［J］. 中华口腔医学杂志，2021，56（07）：715-720.

［11］孟玉坤，巢永烈，廖运茂. 天然牙色与比色板［J］. 国外医学，口腔医学分册，2001（06）：366-368.